INFECCIONES DE TRANSMISIÓN SEXUAL EN ATENCIÓN PRIMARIA DE SALUD (I.T.S.)

INFECCIONES DE TRANSMISIÓN SEXUAL EN ATENCIÓN PRIMARIA DE SALUD (I.T.S.)

David Acosta, Nelly Arequipa, Marco Díaz, Daniel Domínguez
Doménica Báez, Melissa Mena, Alexandra Meza, Alex Chungandro
María Alejandra Medina, Sara Rodriguez, María Eugenia Batallas
Ana Revelo, Nicole Cazar, Wilson Mereci, Luis David Villacrés, José Tutillo
Gustavo Caicedo, Francisco Viteri, Adriana Campoverde

2020 Publicar Editorial Médica
Diseño de Portada: Julio Álvarez
ISBN: 978-956-6090-12-0
Impreso en Ecuador - Printed in Ecuador

ÍNDICE DE AUTORES

EDITORES

Jaime David Acosta España (Editor)
Título de Médico por la Universidad Central del Ecuador
Master en Microbiología Médica por la Universidad Federal de Ceará
Diplomado en Enfermedades Infecciosas por la Universidad Dos Hemisferios
Jefe de la Cátedra de Microbiología Médica de la Universidad de las Américas (UDLA)
Responsable del laboratorio de Microbiología del Hospital Un Canto a la Vida.
Jefe de Microbiología Médica del Hospital Vozandes
Miembro del CLSI (USA) y SEM
Cursante del IX Master sobre infecciones por el Virus de Inmunodeficiencia Humana Campus ESTHER, Ministerio de Sanidad de España, Universidad Rey Juan Carlos
Cursante del Master en Infectología Clínica y Terapéutica antibiótica y avanzada, Universidad Cardenal Heredia
I.T.S. En La Actualidad

Wilson Hernán Mereci Becerra (Editor)
Título de Doctor en Medicina y Cirugía General por la Universidad Central del Ecuador
Diplomado en Salud Pública y Comunitaria por la Universidad Central del Ecuador
Especialista en Ginecología y Obstetricia por la Universidad Central del Ecuador
Docente del Postgrado de Ginecología y Obstetricia de la Pontificia Universidad Católica del Ecuador
Líder del área de internación del Hospital Padre Carollo
Líder del servicio de Ginecología y Obstetricia Hospital Padre Carollo
Investigador principal para Ecuador del Estudio Mundial de Sepsis Materna GLOSS / OMS
Enfermedad Inflamatoria Pelviana (Epi)

AUTORES

Nelly Yolanda Arequipa Chiquito
Título de Médica por la Universidad Central del Ecuador
Médico en atención primaria Distrito Metropolitano de Quito
Médico del Centro médico Santa Rosa
Chancro Blando

Marco Alfonso Díaz Piedrahita
Título de Médico por la Escuela Superior Politécnica de Chimborazo
Médico General del Consultorio Médico San Rafael
Linfogranuloma Venéreo

Daniel Roberto Domínguez Montoya
Título de Médico General por la Universidad Central del Ecuador
Médico residente de la Unidad de Nefrología, Transplante Renal y
Hemodialisis del Hospital de Especialidades de las Fuerzas Armadas N°1
Sífilis Primaria

Doménica Fernanda Báez Quiñonez
Título de Médica General por la Universidad Central del Ecuador
Médica residente en el Servicio de Coloproctología del Hospital de
Especialidades Carlos Andrade Marin
Sífilis Secundaria y Terciaria

Melissa Dayana Mena Cabezas
Título de Médica por la Universidad Central del Ecuador
Médica residente del Hospital IESS Quito Sur
Uretritis Gonococcal

Dayse Alexandra Meza Córdova
Título de Médica por la Universidad Central del Ecuador
Médica residente del Hospital IESS de Santo Domingo
Uretritis Por Chlamydia

Alex Bladimir Chungandro Villacrés
Título de Médico General por la Universidad Central del Ecuador
Especialista en Salud y Seguridad Ocupacional por la Universidad
Internacional del Ecuador
Médico de Ecuasanitas S.A.
Vaginosis Bacteriana

María Alejandra Medina Trujillo
Título de Médica Cirujana por la Pontificia Universidad Católica del Ecuador
Diplomado en Anestesiología por la Pontificia Universidad Católica de Chile
Médico General en Notthingham - Reino Unido
Vaginitis – Tricomoniasis

Sara Nathally Rodriguez Aguinaga
Título de Médica Cirujana por la Pontificia Universidad Católica del Ecuador
Máster en Salud Pública por la Universidad de Granada, España.
Máster en Epidemiología y Bioestadística por EHESP, París-Francia
Investigadora en Remes – URC ECO, París – Francia
Candidiasis Vulvovaginal (Cvv)

María Eugenia Batallas Pereira
Título de Médica Cirujana por la Pontificia Universidad Católica del Ecuador
Médica del Instituto Ecuatoriano de Seguridad Social - Seguro social campesino - Carchí
Bartolinitis

Ana Raquel Revelo Andrade
Título de Médica General por la Universidad Central del Ecuador
Médica residente de la unidad de cuidados intensivos neonatales del Hospital General Docente de Calderón
Cervicitis Gonococica

Ivanna Nicole Cazar Taipe
Título de Médica por la Universidad De Las Américas (UDLA)
Médica Cirujana en libre ejercicio de la profesion
Cervicitis No Gonocócica

Luis David Villacrés Peñafiel
Título de Médico Cirujano por la Universidad Regional Autónoma de los Andes (Uniandes)
Médico Cirujano de la Clínica de Especialidades Medycin
Herpes Genital

José Andrés Tutillo León
Título de Médico General por la Universidad Central del Ecuador
Médico residente de la Unidad de Cuidados Intensivos Neonatales del Hospital General Docente de Calderón
Mononucleosis Infecciosa

Gustavo Alejandro Caicedo Peñafiel
Título de Médico General por la Universidad Central del Ecuador
Médico residente de la Clínica NovaSalud Latacunga
Molusco Contagioso

Francisco Javier Viteri Tapia
Título de Médico General por la Universidad Central del Ecuador
Médico del centro Clínico Quirúrgico Ambulatorio Hospital del Día Chimbacalle IESS
Hepatitis B

Adriana Campoverde Ávila
Título de Médica General por la Universidad Central del Ecuador
Médica residente del Servicio de Ginecología y Obstetricia del Hospital de Especialidades Carlos Andrade Marín
Virus del Papiloma Humano (HPV)

ÍNDICE

CAPÍTULO 1

Jaime David Acosta España
I.T.S. En La Actualidad

Introducción

Las infecciones del tracto sexual o también conocidas como ITS es un grupo de patologías relacionados con el humano desde tiempo inmemoriales. Este grupo de enfermedades de carácter infecciosos se transmiten frecuentemente con el contacto sexual y ha traído estigma para quien las padece. Pero como se mencionó en la frase atribuida a varios personajes históricos "…aquel que no conoce su pasado está condenado a repetirlo…" vamos a recordar por ejemplo la sífilis, la cual actualmente ha sido relacionada con la infección por una espiroqueta bastante peculiar llamada Treponema pallidum (Tampa, Sarbu, Matei, Benea, & Georgescu, 2014).

Antiguamente, de forma evidente no se le asociaba a un origen infeccioso, sino mas bien, se las llamaron "venéreas" y esto fue relacionado con la Diosa "Venus" que en la mitología fue la Diosa del amor. De hecho, venéreo significaba "…lo que Venus emana…" haciendo referencia al acto sexual y el deseo carnal inmiscuido en la adquisición de sífilis. Es curioso mencionar que, pese a que la enfermedad es probablemente tan antigua como la humanidad, en la edad media se las empezó a llamar venéreas en relación a la infección a través del acto sexual(Tampa et al., 2014).

Recordando que en esas épocas aun existía un fuerte predominio del pensamiento mágico y religioso a la sífilis se le asociaba según la iglesia católica a la infección en hombres y mujeres por la culpa de su lujuria que era influida por la Diosa pagaba "Venus". Siendo finalmente tergiversado el término y por último se lo asoció las ITS (Tampa et al., 2014). En la actualidad después de la revolución científica en relación a la microbiología y enfermedades infecciosas gracias a los descubrimientos de Antoni Van Leeuwenhoek (animalculos), Marcus Antonius Von Plenciz (teoría de los gérmenes), Louis Pasteur (confirma la teoría de los gérmenes) y Heinrich Hermann Robert Koch (soporta el concepto de enfermedades infecciosas) entre otros (Opal, 2010).

demuestra que varias enfermedades son producidas por más de 30 microorganismos que infectan al humano a través del tracto sexual, que inicialmente se asociaron a clamidiasis, gonorrea y sífilis. Pero posteriormente se sumaron varios patógenos que producen enfermedades como uretritis no gonocócica, síndrome de inmunodeficiencia adquirida relacionado a virus, condilomas acuminata, donovanosis, chancroide, etc. Gracias al uso de nuevas metodologías como proteómica y genómica estamos consiguiendo ver más allá e identificar muchos patógenos que antes se escapaban de nuestras manos (American Family Physician Physician, n.d.; World Health Organization, 2015).

Ahora que tenemos una noción del panorama, la siguiente pregunta debería ser cual es el impacto actual de las ITS. Entonces aquí es en donde deberíamos empezar a preocuparnos ya que según datos de la Organización Mundial de la Salud (OMS) cada día se adquieren mas de 1 millón de estas infecciones a nivel mundial. En base a esto cada año se estima un total de 376 millones infectadas por al menos una de las siguientes cuatro patologías: clamidia, gonorrea, sífilis y tricomoniasis (World Health Organization, 2015).

Pero en este contexto las alarmas deben mantenerse activas debido a que por ejemplo para gonorrea que es una enfermedad causada por una bacteria en forma de diplococos que reacciona como gram negativa (tinción de gram), se ha demostrado resistencia a los fármacos antibióticos habitualmente usados para el tratamiento. De hecho, ya se han detectado cepas de Neisseria gonorrhoeae multirresistente que no responden a ningún antibiótico disponible, lo cual nos deja sin armas para combatir este tipo de patógenos (Askew & Health, 2016; Peck & Badrick, 2017).

En una infección relacionada a patógenos de transmisión sexual van a influir varios parámetros por parte del paciente como edad, inmunología, entre otros; mientras que por parte del patógeno influirán la marcada diferencia en los factores de virulencia. Un factor de virulencia son aquellas herramientas que usa un microorganismo para adherirse, adaptarse y conseguir sobrevivir al embate de la inmunidad y de los mecanismos de defensa fisiológicos del hospedero. La variabilidad clínica en los pacientes que cursan con ITS es variable debido a la interacción de los factores previamente analizados.

En un gran porcentaje de pacientes con sífilis o clamidiasis (VIH, etc) la invasión de los órganos sexuales puede pasar desapercibida o también llamada asintomática y desde el punto de vista clínico un paciente que no tiene un dolor, una molestia o como nosotros lo conocemos un signo y/o un síntoma, será una persona que probablemente no acuda a los servicios de salud. Este acontecimiento es gravísimo ya que las infecciones crónicas por estos patógenos pueden causar morbilidad importante como infertilidad, afecciones irreversibles, infecciones connatales (en mujeres embarazadas) o inclusive la muerte (Szreter, 2019).

Es aquí donde la anamnesis y un buen examen físico determinarán el posible futuro de nuestros pacientes con ITS. En base a su criterio médico, cuando usted tenga criterios para sospechar de una ITS, es altamente recomendable realizar un examen complementario para afirmar o descartar su diagnóstico. Es evidente que en la realidad del sistema de salud en Latinoamérica existe la probabilidad que, puestos de salud y centros de salud lejanos, no posean las herramientas laboratoriales para confirmar su diagnóstico presuntivo, en este caso recuerde que la clínica prevalecerá y la recomendación es que su paciente reciba el tratamiento en base las recomendaciones que se abordarán mas adelante en este libro (American Family Physician Physician, n.d.; Canadian Guidelines, 2020; The World Health Organization, 2015).

Dentro del diagnóstico laboratorial los patógenos bacterianos pueden ser observados con microscopia directa en preparados en fresco (Trichomonas vaginalis) o a través de tinciones como Gram (Haemophilus ducreyi, Neisseria gonorrhoeae, etc), pero otras como Chlamydia trachomatis se deberá pedir tinciones especiales de frotis o tejido como Giemsa y Lendrum e inclusive habrán patógenos como Treponema pallidum (microscopía de campo obscuro) o virus (microscopia electrónica) que no podrán ser vistos con microscopía óptica tradicional (Canton, Rafael; Cercenado, 2015).

También es importante mencionar que muchos de estos patógenos podrán ser aislados en cajas de Petri que contengan cultivos artificiales como el medio de Thayer Martin o New York para Neisseria gonorrhoeae, mientras otros no pueden ser aislados en cultivos artificiales y será necesario cultivos celulares como es el caso de Chlamydia trachomatis (línea celular McCoy) y virus (la elección del tipo celular dependerá del virus). Pero no debemos olvidar que existen microorganismos como Treponema pallidum que no pueden ser cultivados y se realiza inoculación en animales como por ejemplo en testículos de conejos (Benítez, Díez, Fernández, & Lara, 2006; Canton, Rafael; Cercenado, 2015).

En muchos casos el cultivo y la observación microscópica llegan a ser realmente complicados y en casos de infecciones con baja carga de patógenos pueden existir falsos negativos. Es por esto que el facultativo puede apoyarse de técnicas de laboratorio en base a inmunología como por ejemplo anticuerpos antiChlamydia o VDRL para sífilis. Los cuales deben ser correlacionados con la historia natural de la enfermedad, clínica y otros parámetros para definir si la infección es actual o fue pasada (Taylor-Robinson, 1988).

Afortunadamente la ciencia biomédica ha tenido avances a pasos agigantados, en este contexto técnicas de identificación de patógenos por proteómica y genómicas han sido desarrolladas. Este tema es amplio, pero nos gustaría resaltar las técnicas de amplificación de ácido nucleicos que a través de la amplificación de genes se realiza la detección de patógenos. Por ejemplo, existen kits comerciales para el diagnóstico sindrómica de patógenos en donde usando una la técnica de reacción en cadena de la polimerasa (PCR) multiplex en tiempo real se pueden detectar secuencias genómicas de varios patógenos en un solo examen lo cual puede ser útil para el diagnóstico sindrómico de ITS (Muralidhar, 2015).

Por ejemplo, un paciente de 24 años consulta por dolor testicular agudo de 3 días de evolución como causa aparente relaciones sexuales sin protección con trabajadora sexual. Reconoce que el encuentro sexual fue sin preservativo. Posterior al examen físico, en este caso se le solicitó eco testicular que demostró edema y una epididimitis importante, VDRL negativo, test VIH por quimioluminiscencia de cuarta generación negativa (se explica seguimiento por 1 año), tinción de GRAM por hisopado uretral no reportó patógenos importantes más allá de cocos gram positivos, fresco de secreción uretral en el cual no se observaron parásitos y cultivo para ITS sin desarrollo en 10 días de incubación (medios agar Thayer-Martin, Mycoplasma y chocolate enriquecido).

Aparentemente, no tuvo patógenos detectados entonces se le pidió un panel sindrómico de ITS por PCR multiplex en tiempo real que tiene primers para la identificación de: Chlamydia trachomatis (CT), Mycoplasma genitalium (MG), Mycoplasma hominis (MH), Neisseria gonorrhoeae (NG), Trichomonas vaginalis (TV), Ureaplasma parvum (UP) y Ureaplasma urealyticum (UU). En 24 horas se recibió el resultado en el cual se reporto detección de CT y UU. Por lo cual se le dio un curso prolongado de doxiciclina mas un seguimiento a un año por el riesgo de infección por Virus de Insuficiencia Humana y Hepatitis B/C/D, además de recalcar la importancia de prácticas sexuales con preservativo y otras recomendaciones.

Una ves analizado clínicamente y con los exámenes complementarios adecuados para cada patología, los cuales se analizarán en capítulos posteriores, se deberá realizar el tratamiento del paciente. Estos tratamientos variarán dependiendo del agente etiológico, siendo importante tener en cuenta que en mujeres embarazadas con ITS se debe hacer un seguimiento estricto al feto y en el momento del parto al neonato, ya este puede infectarse intraútero (sífilis y otras) o en el canal del parto (VIH no controlado o no conocido, hepatitis B, clamidiasis, gonorrea, etc).

Es por esto que en ciertos grupos poblacionales de riesgo como trabajadoras sexuales y embarazadas se deben hacer tamizajes continuos en buscas de ITS. En caso de detección de algún patógeno en el transcurso del embarazo, el neonato en un tiempo prudente y con una prueba laboratorial adecuada para la enfermedad deberá hacerse el seguimiento de una probable infección dando una alta relevancia a sífilis y VIH. Inclusive se recomienda alertar de forma clara en la historia clínica estos antecedentes de ITS, para que los profesionales de salud que vayan a desarrollar procedimientos médicos cumplan las adecuadas normas de bioseguridad.

Finalmente, sin ánimo de extendernos en este capítulo introductorio hemos revisado de forma general las estadísticas mundiales alarmantes de la frecuencia de ITS, es fundamental recalcar que como en cualquier guerra los microorganismos se van a defender y están desarrollando resistencias a los antimicrobianos usadas en el tratamiento y existen técnicas de diagnóstico actuales que pueden cambiar el pronóstico de un paciente. Pese a esto, nuestra mejor arma es una anamnesis encaminada a encontrar factores de riesgo y un adecuado examen físico para encontrar posibles lesiones asociadas a estos patógenos.

En caso de que no posea acceso rápido a pruebas complementarias, se recomienda comenzar terapia antimicrobiana empírica en base las recomendaciones que se abordarán en este libro y hacer un seguimiento al binomio madre hijo en mujeres embarazadas. Esperamos que este libro aporte a su formación profesional y le genere herramientas para detección y manejo temprano y adecuado de las ITS más relevantes abordadas en nuestro texto.

1.American Family Physician Physician. (n.d.). Sexually Transmitted Infections. Retrieved August 12, 2020, from https://www.aafp.org/afp/topicModules/viewTopicModule.htm?topicModuleId=23

2.Askew, I., & Health, R. (2016). WHO | Growing antibiotic resistance forces updates to recommended treatment for sexually transmitted infections. Who, 4–7. Retrieved from https://www.who.int/en/news-room/detail/30-08-2016-growing-antibiotic-resistance-forces-updates-to-recommended-treatment-for-sexually-transmitted-infections

3.Benítez, A., Díez, O., Fernández, L., & Lara, M. (2006). Procedimientos en Microbiología Clínica Recomendaciones de la Sociedad Española de Enfermedades Infecciosas y Microbiología Clínica.

4.Canadian Guidelines. (2020). Canadian Guidelines on Sexually Transmitted Infections. Retrieved August 12, 2020, from https://www.canada.ca/en/public-health/services/infectious-diseases/sexual-health-sexually-transmitted-infections/canadian-guidelines/sexually-transmitted-infections.html

5.Canton, Rafael; Cercenado, C. (2015). Diagnóstico microbiológico de las infecciones de transmisión sexual y otras infecciones genitales. Retrieved from https://seimc.org/contenidos/documentoscientificos/procedimientosmicrobiologia/seimc-procedimiento24a.pdf

6.Muralidhar, S. (2015). Molecular methods in the laboratory diagnosis of sexually transmitted infections. Indian Journal of Sexually Transmitted Diseases and AIDS, 36(1), 9. https://doi.org/10.4103/2589-0557.156686

7.Opal, S. M. (2010). A Brief History of Microbiology and Immunology. In Vaccines: A Biography (pp. 31–56). https://doi.org/10.1007/978-1-4419-1108-7_3

8.Peck, M., & Badrick, T. (2017, April 3). A review of contemporary practice and proficiency with Gram staining in anatomical pathology laboratories. Journal of Histotechnology, Vol. 40, pp. 54–61. https://doi.org/10.1080/01478885.2017.1327474

9.Szreter, S. (2019). Introduction. In The Hidden Affliction: Sexually Transmitted Infections and Infertility in History. Retrieved from http://www.ncbi.nlm.nih.gov/pubmed/31580633

10.Tampa, M., Sarbu, I., Matei, C., Benea, V., & Georgescu, S. R. (2014). Brief history of syphilis. Journal of Medicine and Life, Vol. 7, pp. 4–10. Retrieved from /pmc/articles/PMC3956094/?report=abstract

11.Taylor-Robinson, D. (1988). Immunological Diagnosis of Sexually Transmitted Diseases. Journal of Clinical Pathology, 41(5), 599–600. https://doi.org/10.1136/jcp.41.5.599-e

12.The World Health Organization. (2015). GUIDELINES FOR THE MANAGEMENT OF SEXUALLY TRANSMITTED INFECTIONS. Annals of Internal Medicine, Vol. 163, pp. 756–767. https://doi.org/10.7326/M15-1059

13.World Health Organization. (2015). Control of Sexually Transmitted and Reproductive Tract Infections, and HIV/AIDS. Retrieved August 12, 2020, from WHO website: http://www.who.int/reproductivehealth/topics/rtis/en/

CAPÍTULO 2

Nelly Yolanda Arequipa Chiquito
Chancro Blando

Introducción

En 1889 el italiano Nicolle Ducrey realizó la descripción del microorganismo causal de esta patología, al que posteriormente se le dio el nombre de Haemophilus ducreyi (Mendoza, Serrano, Forment, 2015).

"Los traumatismos o microabrasiones en la piel o en la mucosa son la vía de entrada de esta bacteria" (Moreno, Ponce, Ubbelohde, 2014). Se trata de un cocobacilo anaerobio que después de un período de incubación de 3 a 7 días, en la zona genital da lugar a la aparición de pápulas redondeadas, rodeadas de eritema, que en 24 a 48 horas se convierten en pústulas y erosionan, formándose finalmente úlceras sucias, de bordes mal definidos, usualmente cubiertas por una costra gris amarillenta necrótica (Álvarez, De la Torre, Domínguez, 2014).

Según datos de la Organización Mundial de la Salud (OMS) se estiman 6 a 7 millones de casos anualmente en todo el mundo, pero debido al difícil diagnóstico y a la falta de una prueba diagnóstica disponible se desconoce el número exacto (Moreno et al., 2014)

Definición

"Es una enfermedad bacteriana que se disemina únicamente por contacto sexual" (Borrel, Díaz, Herrera, Sánchez, Sanmartín, s.f.). Las lesiones en la piel o en la mucosa son la puerta de entrada para la infección (Moreno et al., 2014).

Epidemiología

El chancro blando tiene mayor prevalencia en zonas tropicales y subtropicales. En el Caribe, África y Asia se estima que del total de casos de úlceras genitales, entre el 23 y el 56% son causadas por Haemophilus ducreyi. La infección afecta con mayor frecuencia a hombres no circuncidados (Hernández & Aguilera, 2017).

Etiología

Haemophilus ducreyi es un bacilo extracelular facultativo, gram negativo, que mide de 1.2-1.5 micras de largo y 0.5 micras de ancho, con extremos redondeados, por lo general son bacilos polimórficos que se agrupan en forma de banco de peces o cardumen (Hernández & Aguilera, 2017). "El inóculo necesario para que ocurra infección es de 10,000" (Moreno et al., 2014).

Patogenia

Establecida la infección, el huésped reacciona con un infiltrado de polimorfonucleares y macrófagos, estos últimos son polarizados a activación clásica (M1) o a activación alternativa (M2) con el fin de destruir a la bacteria. Haemophilus ducreyi incita la producción de interleucina 10 por los monocitos derivados de los macrófagos, esta interleucina interviene en la función fagocítica de los macrófagos. En este caso se polariza a las células M2 para que inicien la fagocitosis del microorganismo (Moreno et al., 2014).

La secuenciación del genoma de la cepa H. ducreyi 35000HP reveló que está compuesta de un cromosoma único, circular, de 7.1 Mb; la relación G-C es de 38.2 del total de pares de bases y contiene 1830 marcos de lectura abierto (Hernández & Aguilera, 2017).

Haemophilus ducreyi tiene múltiples factores de virulencia que le permiten resistir a los mecanismos de defensa del huésped, como: expresión de proteínas LspA1 y LspA2 (tienen efecto antifagocítico) y expresión de la proteína de membrana externa (facilita la adherencia de la bacteria al tejido y la mantiene a salvo de la cascada del complemento) (Moreno et al., 2014).

La lipoproteína de unión con el fibrinógeno FgbA promueve el depósito de fibrina para proteger la superficie de la bacteria, otro mecanismo es la expresión de un transportador de afluencia que defiende a la bacteria de los péptidos antimicrobianos (Moreno et al., 2014)

"Diversos genes regulatorios coordinan la expresión de los factores de virulencia durante la enfermedad; se han identificado 531 de éstos. Las células dendríticas y las células NK pueden estar implicadas en la infección resultante en los pacientes" (Moreno et al., 2014).

Diagnóstico Clínico

Luego de un período de incubación de entre 3 a 7 días, la infección empieza a manifestarse con una pápula edematizada rodeada de un halo eritematoso, en los 2 a 3 días siguientes se forma una pústula y posteriormente una úlcera blanda, con bordes indeterminados, una base conformada por tejido de granulación friable y cubierta de exudado necrótico, purulento, color gris amarillento. Estas úlceras son vasculares razón por la que sangran fácilmente, en estos pacientes generalmente existe linfadenopatía unilateral y dolorosa (Malpartida, 2020).

En los hombres se aprecia una sola úlcera, frecuentemente localizada en el prepucio, surco peneal, glande, cuerpo del pene, meato uretral y escroto. En las mujeres por el contrario las úlceras pueden ser múltiples, sobre todo en labios mayores, labios menores, región perianal y muslos (Borrel et al., s.f.), en este caso la úlcera dominante comúnmente está rodeada de otras menores que pueden dar lugar a una mayor (Moreira, Loreley, Casuriaga, Giachetto, Machín, 2019). "Se reportaron lesiones extragenitales debido a la autoinoculación, en las mamas, los dedos, las caderas y la mucosa oral" (Moreno et al., 2014).

Una vez formadas las úlceras el dolor es de moderado a severo (lo que le diferencia de la sífilis) y pueden persistir durante meses si no son tratadas (Moreno et al., 2014).

Existen diversos tipos de úlceras: a) Gigantes: mayores a 2 cm. b) Serpiginosas: se forman al juntarse úlceras pequeñas. c) Foliculares: se originan en el folículo piloso. d) Úlceras enanas: su tamaño varía de 0.1 a 0.5 cm, son redondas, poco profundas, con apariencia de lesiones herpéticas, pero se identifican como chancroides por tener una base irregular y bordes puntiagudos hemorrágicos. e) Chancroide transitorio: la ulceración evoluciona de forma rápida y son seguidas de linfadenitis, difícil de diferenciar del linfogranuloma venéreo. f) Chancroide papular: inicia como pápula, luego se ulcera y se eleva en los bordes, parecido a las lesiones de condiloma acuminado y sífilis secundaria (Moreno et al., 2014).

Exámenes Complementarios
La muestra para detección de H. ducreyi se debería obtener con una torunda humedecida, sea de la base o del margen de la úlcera (Murray, Rosenthal,

Rosenthal, Pfaller et al., 2016), dicha muestra debe transportarse en un medio de caldo tioglicolato adicionado de hemina, L-glutamina, fracción V de albúmina bovina y vancomicina (3 mg/L); en este medio, se reporta una supervivencia de entre 24 horas y 7 días si se conserva a una temperatura de 4 °C. Como alternativa, pueden usarse los medios de transporte Stuart o Amies que permiten una supervivencia de 2 a 4 horas, que puede elevarse hasta 24 horas si se mantiene a 4°C (Hernández & Aguilera, 2017). Para identificar este microorganismo, se requieren técnicas especiales de cultivo, razón por la cual es indispensable dar aviso al laboratorio de la sospecha de este patógeno. El cultivo de Haemophilus ducreyi es poco sensible, en condiciones adecuadas la bacteria se recupera en menos del 85% de los casos, sin embargo, se ha definido que es mejor en agar para cultivo de gonococos, complementado con 1 a 2% de hemoglobina, 5% de suero fetal bovino, enriquecimiento con IsoVitalex y vancomicina 3ug/ml (Murray et al., 2016).

El frote directo teñido por Gram, es de utilidad, pero reporta sensibilidad y especificidad muy fluctuantes (entre 5 y 63 % y 51 y 99 %, respectivamente). Durante la observación microscópica de la tinción de Gram deben encontrarse bacilos Gram negativos, delgados y en forma de cardumen. No obstante, es necesario tener en cuenta que los bacilos pueden no observarse fácilmente, debido a la naturaleza polimicrobiana de la muestra, esto ocurre porque la base de las úlceras suele recogerse con la microbiota de la piel (Hernández & Aguilera, 2017).

En el estudio citológico se aprecian tres zonas de inflamación: a) Zona superficial: necrosis con exudado inflamatorio agudo, a este nivel se encuentran los bacilos H. ducreyi, b) Zona intermedia: con tejido de granulación, es decir y c) Zona profunda: se observa proliferación endotelial e infiltración de células plasmáticas, linfocitos y fibroblastos (Hernández & Aguilera, 2017).

La identificación fenotípica del aislamiento se realiza con la denominada prueba de la porfirina positiva, catalasa y oxidasa negativas (Hernández & Aguilera, 2017).

La identificación genotípica del aislamiento se hace a través de la reacción en cadena de la polimerasa simple o múltiple. Estas metodologías son actualmente las más usadas y superan en sensibilidad y especificidad al cultivo en un 95%, por lo que se les considera como la metodología más adecuada para el diagnóstico (Hernández & Aguilera, 2017).

"Por su parte, para la tipificación molecular de las cepas aisladas de pacientes con chancro se han utilizado la amplificación al azar de DNA polimórfico (RAPD-PCR)" (Hernández & Aguilera, 2017).

Tratamiento Preventivo

Son indispensables los programas dedicados a la educación para la salud y sexualidad ya que ayudan en la prevención de esta y otras ITS. Se debe poner énfasis en usuarios del sexo comercial, las y los trabajadores sexuales y toda persona con encuentros sexuales sin protección (Hernández & Aguilera, 2017).

"La información sobre el sexo seguro tiene que formar parte de todas las consultas de salud sexual y debe incluir información sobre formas de transmisión y riesgo de determinadas prácticas sexuales así como de eficacia y limitaciones del preservativo (A-III)" (GESIDA et al., 2017).

Deben estudiarse los contactos por tres razones: 1. Evitar reinfección, 2. Diagnosticar y tratar a personas que la mayoría de veces son asintomáticas y 3. Para romper la cadena de transmisión de la infección (GESIDA et al., 2017).

Se recomienda la abstinencia sexual hasta que la pareja haya completado el tratamiento indicado por facultativo (C-III) (GESIDA et al., 2017).

Tratamiento Farmacológico

El chancro blando es una enfermedad de transmisión sexual controlable, para que el tratamiento tenga éxito, este puede basarse en las siguientes alternativas:

Tabla 1

Opciones de tratamiento en Chancro Blando

Fármaco	Posología
Azitromicina	1g vía oral dosis única
Ceftriaxona	250mg intramuscular dosis única
Ciprofloxacino	500mg vía oral cada 12 horas, 3 días
Eritromicina	Eritromicina 500mg vía oral cada 8 horas, 7 días

Nota. Fuente: tomado de (Hernández & Aguilera, 2017)

Se consideran como tratamiento de primera línea ceftriaxona y azitromicina (A-I) y tratamiento de segunda línea ciprofloxacino (B-I) (GESIDA et al., 2017).

El ciprofloxacino está contraindicado en mujeres embarazadas, lactantes y menores de 18 años, en estos casos se pueden emplear eritromicina ó amoxicilina más ácido clavulánico 500mg/125 mg vía oral cada 8 horas por 7 días (Hernández & Aguilera, 2017).

Según Romero, Huérfano y Grillo (2017): los macrólidos pueden ser una alternativa efectiva en el tratamiento de chancro blando, ya que tanto eritromicina como azitromicina han tenido una seguridad y efectividad similares.

1.Álvarez, M., De la Torre, L., & Domínguez, J. (2014). Las Infecciones de Transmisión Sexual: una revisión dirigida a la atención primaria de salud. Revista Cubana de Medicina General Integral, 30, 346–347. http://scielo.sld.cu/pdf/mgi/v30n3/mgi08314.pdf

2.Borrel, J., Díaz, A., Herrera, Á., Sánchez, L., & Sanmartín, E. (n.d.). GUÍA de BUENA PRÁCTICA CLÍNICA en infecciones de transmisión sexual (pp. 32, 37–38). https://www.cgcom.es/sites/default/files/gbpc_infecciones_transmision_sexual.pdf

3.GESIDA, SPNS, GEITS, & SEIP. (2017). DOCUMENTO DE CONSENSO SOBRE DIAGNÓSTICO Y TRATAMIENTO DE LAS INFECCIONES DE TRANSMISIÓN SEXUAL EN ADULTOS, NIÑOS Y ADOLESCENTES (Marzo 2017). https://www.seimc.org/contenidos/gruposdeestudio/geits/pcientifica/documentos/geits-dc-ITS-201703.pdf

4.Hernández, J., & Aguilera, G. (2017). Las infecciones bacterianas de transmisión sexual que cursan con úlceras y/o tumoraciones: Chancro blando. REVISTA TRIMESTRAL CIENTÍFICA, 4–6, 10–11, 13. https://www.pacal.org/n/Datos/documentos/MEDLAB 2017 9-2.pdf

5.Malpartida, M. (2020). Enfermedades de transmisión sexual en la atención primaria. Revista Médica Sinergia, 5, 7. https://revistamedicasinergia.com/index.php/rms/article/view/405/778

6.Mendoza, N., Serrano, Y., Forment, Z., & Fernández, R. (2015). Algunas consideraciones teóricas sobre ITS/VIH/sida. Revista Información Científica, 90, 364. https://www.redalyc.org/pdf/5517/551757251017.pdf

7.Moreira, L., García, L., Casuriaga, A., Giachetto, G., & Machín, V. (2019). Úlceras vulvares agudas en adolescentes, reporte de una serie de casos clínicos. Revista Médica Del Uruguay, 35, 329. http://www.scielo.edu.uy/scielo.php?pid=S1688-03902019000400207&script=sci_arttext&tlng=pt

8.Moreno, K., Ponce, R., & Ubbelohde, T. (2014). Chancroide (enfermedad de Ducrey). Revista Mexicana, 58, 34–36. https://www.medigraphic.com/pdfs/derrevmex/rmd-2014/rmd141e.pdf

9.Murray, P., Rosenthal, K., & Pfaller, M. (2016). MICROBIOLOGÍA MÉDICA (2016th ed.). https://books.google.com.ec/books?id=GOaVDgAAQBAJ&printsec=frontcover#v=onepage&q&f=false

10.Romero, L., Huérfano, C., & Grillo, C. (2017). Macrólidos para el tratamiento de la infección por Haemophilus ducreyi en adultos sexualmente activos. Cochrane, párr. 1 y 14. https://www.cochranelibrary.com/es/cdsr/doi/10.1002/14651858.CD012492.pub2/full/es

CAPÍTULO 3

Marco Alfonso Díaz Piedrahita

Linfogranuloma Venéreo

Introducción

El linfogranuloma venéreo es una patología causada por la Chlamydia trachomatis siendo en el 1913 Durand, Nicolas y Favré la primera descripción completa de esta patología. (Kleine & Stich, 2020), (Henry J.C. de Vries, 2019).

El Linfogranuloma Venéreo es una de las patologías de transmisión sexual más comunes conjuntamente con la sífilis, gonorrea, chancroide y la donovanosis, siendo a veces confundida con esta esta última, además puede coexistir su infección con HIV, hepatitis C, sífilis y otras patologías al ser predominantemente transmitida en sexo sin protección. (Kleine & Stich, 2020), (Kotevski et al., 2019).

Epidemiología

Esta patología tiene una distribución mundial, pero es más común encontrarla en áreas tropicales y subtropicales. Se ha encontrado que en países desarrollados ha emergido nuevamente en los últimos años, especialmente en pacientes masculinos que tienen sexo con hombres (HSH). (van Aar et al., 2020). En otros lugares como Africa, India, Asia, el Caribe y Brasil se mantiene como enfermedad endémica. (Kleine & Stich, 2020). En España actualmente es un problema de salud que ha emergido en consulta según (Rivas-Prado et al., 2020), (Piñeiro et al., 2019). También han notado un alza en el número de casos de esta patología en los últimos años, en el Reino Unido un 52%, Países bajos 14% y Francia 23%. (Kotevski et al., 2019), (Henry J.C. de Vries, 2019). En Nueva York se encuentra una incidencia de 12.3% en los pacientes que acuden a clínicas de salud sexual. (Pathela et al., 2019).

Lastimosamente la mayoría de los casos con esta patología pasan infradiagnosticados mayormente a causa del estado asintomático, pero a nivel mundial debido a su actual estado de resurgimiento se están realizando cada vez mayores estudios. (Cole et al., 2019)

Etiología

El Linfogranuloma Venéreo es producido por la invasión de la bacteria intracelular Chlamydia trachomatis, especialmente sus serotipos L1, L2 y L3, los cuales son conocidos como cepas del Linfogranuloma Venéreo y son especiales ya que aparte de poder infectar membranas mucosas de ojos, genitales y sistema respiratorio, también pueden infectar tejido linfático. (Piñeiro et al., 2019), (Promer et al., 2019).

La Chlamydia trachomatis es un patógeno gram-negativo intracelular obligado que posee una replicación característica bifásica en la que posee un cuerpo infeccioso metabólicamente inactivo extracelular denominado cuerpo elemental que mide aproximadamente 200 a 400 nanómetros y un cuerpo reticular de aproximadamente 600 a 1500 nanómetros, metabólicamente activo, intracelular que una vez la bacteria ingresa por endocitosis a la célula se encarga de definirse en órganos más grandes, replicación de ADN que usualmente inicia a las 9 a 12 horas de la infección y finalmente se diferencian en nuevos cuerpos extracelulares que escaparán de la célula por medio de lisis o apoptosis. (Pinzón-Fernández et al., 2019),(Lee et al., 2018), (Yang et al., 2017), (Kuo et al., 2015).

Este patógeno usualmente invade el epitelio de la mucosa especialmente si está compuesto de un solo estrato de células columnares, que usualmente son encontradas en la zona de transición hacia el tejido epitelial estratificado no queratinizado como es el caso del tracto urogenital el ano hacia el recto y la boca. (Nogueira et al., 2017).

La virulencia de la Chlamydia trachomatis es un tema en discusión y aún no dilucidado completamente, pero se cree que usa un sistemas de secreciones codificados por genes dentro de los cuales tenemos el sistema de secreción tipo V o T5SS que sirve para la secreción en la superficie bacteriana de estos agentes, un sistema de secreción tipo II o T2SS para la inclusión en el lumen y un sistema de secreción tipo III o T3SS para lograr la inclusión al citosol. (Elwell et al., 2016).

Inicia disminuyendo la expresión de proteína inducida por interferón con tetratricopeptidos repetidos-1 y 2 o IFIT1 y IFIT2 para protegerse de la respuesta defensiva, pero mediante el T3SS que posee el efector TepP45 produce que la célula huésped genere Interferón gamma y aumenta la expresión de la indoleamina 2,3- dioxigenasa o IDO que por consiguiente consume el triptófano del huésped, y aunque disminuye la replicación de algunas cepas, aquellas que infectan el tracto genitourinario poseen una triptófano sintasa que lo produce desde el indol producido por la microbiota adyacente lo que le permite evadir la respuesta del huésped. Además este patógeno usa múltiples medios para evadir el factor nuclear-κB o NF-κB, mediante el sistema T3SS que produce el efector llamado ChlaDub1 o CT868 que inactiva este método de defensa del huésped además la Chlamydia trachomatis regula la olfactomedina 4 que es una glicoproteína que también puede mediar la activación del NF- κB. (Elwell et al., 2016).

Existen 15 serotipos de Chlamydia trachomatis y estos muestran diferencias según su lugar de infección en la mucosa a pesar que no se ha explicado el porqué de esto, se conoce que los serotipos entre la A-C son más frecuentemente causantes de tracoma, de la D-K mayormente causan infecciones del tracto urogenital y los serotipos L1-3 causan el linfogranuloma venéreo y la cepa más frecuente encontrada es la L2b debido a que actualmente el reconocimiento del genoma del mismo es el que mejor se ha descrito. (Rivas-Prado et al., 2020), (Yang et al., 2017), (Nogueira et al., 2017), (O'Connell & Ferone, 2016).

Transmisión

Al ser una enfermedad transmitida sexualmente esta se transmite por el contacto con el patógeno y a pesar de ser usualmente encontrada en la región genital, esta puede encontrarse también en la conjuntiva si ocurre una autoinfección, también es importante conocer que puede ocurrir una infección extra genital en lugares que manejen muestras como laboratorios. La mayoría de los portadores son asintomáticos, especialmente en mujeres, pero aunque en hombres se puede encontrar con una frecuencia mayor al inicio, las complicaciones de larga data se encuentran mayormente en mujeres. También cabe recalcar que existe un estrecho lazo entre esta patología y la transmisión de HIV debido a que existe una destrucción de las membranas mucosas en el lugar afecto, creando una puerta de entrada para el virus. (Kleine & Stich, 2020), (Kotevski et al., 2019), (van Aar et al., 2020). También se ha atribuido el incremento de esta patología al trending actual del "chemsex" o sexo bajo efectos de drogas recreacionales. (Piñeiro et al., 2019). Las tendencias más comunes de pacientes que sufren Linfogranuloma Venéreo son compartir juguetes sexuales, sexo en grupo y fisting, lastimosamente también se ha identificado que aquellos que tienen esta patología usualmente presentan reinfección al no cambiar sus hábitos sexuales y son diagnosticados posteriormente junto con una infección por HIV. Finalmente también se ha propuesto una transmisión ano-oral y viceversa al utilizar saliva para la lubricación al momento del coito. (Henry J.C. de Vries, 2019), (Henry John C. de Vries, 2016).

Fisiopatología
El Linfogranuloma Venéreo es una enfermedad que es primariamente linfática que ocurre cuando la Chlamydia trachomatis invade el tejido linfático posterior a microtraumas de la piel o las membranas mucosas. Una vez que inicia la infección en el tejido linfático ocurre una activación inmunológica celular mediada por linfocitos T, lo cual produce generación de trombos in situ y una consecuente trombolinfangitis. La lesión genera una reacción de proliferación endotelial alrededor del tejido linfático que causa una estenosis y cubre al mismo, donde la reacción inflamatoria, que para entonces ha influido también en el tejido circundante se complementa con migración de células como neutrófilos y macrófagos hacia los ganglios y tejido afecto, de esta manera formando finalmente un granuloma que pueden contener micro abscesos de tener tres o cuatro esquinas por lo que se les llama estrellados. Con el paso del tiempo el sistema inmune es capaz de suprimir la replicación de la Chlamydia trachomatis y ocurre una posterior fibrosis progresiva y cicatrización a nivel del granuloma, pero a pesar de esto el sistema inmune no es capaz de erradicar completamente al patógeno por lo cual se puede encontrar en las lesiones incluso décadas después. (Kleine & Stich, 2020), (Rivas-Prado et al., 2020).

Diagnóstico
Esta patología conforma una entidad sistémica que posee tres estadios diferentes, además su clínica depende del sexo y prácticas sexuales del portador y en el caso de que este esté inmuno comprometido la sintomatología puede ser más severa. (Kleine & Stich, 2020), (Kotevski et al., 2019). La media de los síntomas es de 29 días pero pueden ser tan cortos como 2 días o tan largos como 180 días. (Desclaux et al., 2017).

Linfogranuloma Venéreo Estadio Primario

Se conforma una pápula pequeña, una erosión o incluso una pequeña úlcera en el sitio de la infección de aproximadamente 3 a 8 mm de diámetro, usualmente el pene, la vulva, los labios mayores, menores o el cérvix. Esto ocurre después de un periodo de incubación que va entre 3 a 30 días y al inicio la lesión parece no ser de importancia o incluso se asemeja un herpes simple, la característica es que esta es usualmente indolora y que desaparece espontáneamente después de unos días. También se puede encontrar esta lesión en el ano, el recto y la uretra, pero extragenitalmente es raro encontrarla, siendo casi siempre una autoinfección que se manifiesta como conjuntivitis con linfadenopatía retroauricular y linfedema de la mucosa palpebral, a esto último se le puede conocer como el síndrome oculoglandular de Parinaud. Se puede encontrar una poli artropatía reactiva que afecta más comúnmente las muñecas, las rodillas, el codo y los tobillos al ser relacionada la infección de chlamydia trachomatis con la artritis reactiva asociada a HLA-B27. (Kleine & Stich, 2020), (Arandes–Marcocci et al., 2020), (Rivas-Prado et al., 2020), (Piñeiro et al., 2019).

Linfogranuloma Venéreo Estadio Secundario

Desde donde ocurrió la infección primaria la lesión se extiende hacia los nódulos linfáticos proximales, formando una inflamación linfática extensa y siendo la principal presentación de esta patología. (Kleine & Stich, 2020), (Rivas-Prado et al., 2020), (Davies et al., 2019). Se diagnostica con mayor frecuencia en los hombres debido a que en las mujeres discurre la infección hacia los ganglios retroperitoneales por lo que usualmente no es diagnosticada la patología sino hasta el estado terciario. (Álava-Moreira et al., 2019), (Kotevski et al., 2019).

Síndrome Inguino-Genital

Es la manifestación más común al ser aquella que ocurre cuando fueron los genitales la puerta de entrada. Inicia con una dolorosa linfadenopatía que ocurre entre 15 días hasta 6 semanas después de la primo infección, es de carácter unilateral al inicio pero se esparce al lado contralateral hasta en un tercio de los casos. (Kleine & Stich, 2020), (Rivas-Prado et al., 2020).

La piel que está alrededor sufre una periadenitis progresiva, pequeños abscesos se unen hasta formar bubones o también podemos llamarlos granulomas que pueden reventarse espontáneamente, además poseen múltiples fistulas y tabiques que se revientan y liberan líquido purulento. Los nódulos linfáticos aumentan su tamaño alrededor del ligamento inguinal hasta que aparecen divididos por este mismo, lo que se llama el signo de Groove. (Kleine & Stich, 2020), (Rivas-Prado et al., 2020).

En el caso de no ser tratado puede ocurrir una remisión espontánea de la enfermedad dejando cicatrices y masas de tejido fibrótico en el lugar de los abscesos y solo reactivándose en un 20% de los casos. Es importante conocer que en este estadio hay síntomas constitucionales por la importante diseminación de la infección, por lo que es común encontrar fiebre, astenia, mialgias en la mayoría de los casos, pero pudiendo aparecer síntomas meníngeos y artralgias en algunos casos dependiendo de la diseminación de la enfermedad y del compromiso inmune del paciente incluso puede llegar a una sepsis y shock séptico que puede ser indistinguible de la plaga bubónica. (Kleine & Stich, 2020), (Rivas-Prado et al., 2020).

Síndrome Ano Rectal

Es el más común en pacientes hombres que tienen sexo con hombres, inicia con una proctitis hemorrágica o proctocolitis que puede parecerse histológicamente a una colitis inflamatoria ulcerativa crónica. La linfadenopatía puede aparecer en la pelvis, la región iliaca y la región del obturador y por lo tanto el paciente se quejará de dolor abdominal bajo y de espalda. Si no se trata esta condición desencadenará una fistula rectal, abscesos perirectales, adhesión del recto y la pared pélvica y estenosis rectal. (Kleine & Stich, 2020), (Rivas-Prado et al., 2020), (van Aar et al., 2020). Puede aparecer tenesmo rectal, prurito rectal, diarrea, y constipación. (Álava-Moreira et al., 2019). Su presentación rectal también puede aparentar un tumor infiltrante de recto y desencadenar en rectorragias masivas por causa de la ulceración, por lo tanto se recomienda siempre pensar en esta patología para el diagnóstico diferencial de una proctitis. (Peris Tomás et al., 2019), (Di Altobrando et al., 2019), (López et al., 2019).

Sintomatología Orofaríngea

Se ha reportado casos escasos en los que posterior a un encuentro de sexo oral se puede presentar una infección de chlamydia trachomatis que genere un linfogranuloma venéreo en la cavidad orofaríngea, iniciando con dolor de garganta y cuello, incluso en forma de úlcera a nivel de la lengua y que posteriormente va a avanzar hasta la consolidación de bubones cervicales que pueden ir hasta la cadena linfática axilar y supraclavicular. (Galeano-Valle et al., 2019), (Desclaux et al., 2017). También puede aparecer a manera de una glositis ulcerativa. (Piñeiro et al., 2019).

Linfogranuloma Venéreo Estadio Terciario

Las complicaciones tardías pueden aparecer incluso años después de la infección primaria hasta en un 25% de los casos sin tratar. Ocurre una obstrucción de los vasos linfáticos que resultan en linfedema y elefantiasis de los genitales externos e incluso miembros inferiores. (Kleine & Stich, 2020). Aparece además fistulas recto vaginales, linfohemorroides y crecimiento externo del tejido linfático rectal. (Álava-Moreira et al., 2019)

Diagnósticos Diferenciales

1. Donovanosis. (Kleine & Stich, 2020)	Es causada por la *Klebsiella granulomatis*, y la ulcera suele ser una lesión activa.
2. Enfermedad inflamatoria de colon/ Colitis Ulcerativa, Enfermedad de Chron, Cancer Rectal. . (Peris Tomás et al., 2019), (Di Altobrando et al., 2019).	La etapa ano-rectal puede asemejarlo por eso se recomienda realizar una biopsia y un NAAT de la lesión de acuerdo a la historia sexual del paciente
3. Linfoma o malignidad. (Promer et al., 2019).	La diferencia es su localización y los resultados por laboratorio.
4. Tuberculosis. (Rivas-Prado et al., 2020)	Se diferencia en su resultado de laboratorio puesto que en el examen de histopatología pueden existir granulomas necrotizantes.
5. Enfermedades ulcerativas de transmisión sexual. (Desclaux et al., 2017).	Se debe diferenciar acorde a la sintomatología, historia sexual del paciente y exámenes de laboratorio.

Tabla 1.- Diagnósticos diferenciales del Linfogranuloma Venéreo. Kleine & Stich, 2020, Promer et al., 2019, Rivas-Prado et al., 2020, Desclaux et al., 2017, Peris Tomás et al., 2019, Di Altobrando et al., 2019.

Nivel de Evidencia

Debido a que los exámenes y tratamiento antibiótico presentados son de importante consideración clínica se presentará una tabla donde se resuma los estudios incluidos en la elaboración de este texto conjuntamente con su nivel de evidencia acorde a Sackett.

Examenes y tratamiento	Nivel de evidencia
(Kleine & Stich, 2020)	2a
(Promer et al., 2019)	3b
(Rivas-Prado et al., 2020)	3a
(Galeano-Valle et al., 2019)	3a
(Alava-Moreira et al., 2019)	2b
(Kotevski et al., 2019)	1b
(Bernal-Martinez et al., 2020)	1b
(Desclaux et al., 2017)	1b
(van Aar et al., 2020)	1b
(Pineiro et al., 2019)	2a
(Peris Tomas et al., 2019)	3b
(Henry J.C. de Vries, 2019)	2a
(Pathela et al., 2019)	2a
(Riera-Monroig & Fuertes de Vega, 2018)	3a
(Davies et al., 2019)	3a
(Di Altobrando et al., 2019)	2a
(Ilyas et al., 2019)	3b
(Arandes–Marcocci et al., 2020)	3a
(López et al., 2019)	3a
(Cole et al., 2019)	1b
(Leeyaphan et al., 2016)	1a

Tabla 2.- Nivel de evidencia según citaciones APA en texto.

Exámenes Complementarios
Histopatología

El Linfogranuloma Venéreo no puede ser diagnosticado exclusivamente con la clínica, se necesita un frotis del tejido, del material aspirado o incluso una biopsia utilizando tinción de Giemsa para encontrar los cuerpos de inclusión en el citoplasma de macrófagos o los abscesos en estrella observados en el tejido. Este examen tiene baja especificidad y sensibilidad. (Kleine & Stich, 2020)

Molecular

Es el Gold Estándar del Linfogranuloma Venéreo, y se basa en técnicas de amplificación nucleica o NAAT, siendo estas posibles de encontrar fácilmente los patógenos en las muestras de tejidos al secuenciar el gen de la proteína externa de membrana A (ompA). (Kleine & Stich, 2020), Este es un test específico para el diagnóstico de las cepas L1, L2 y L3 de Chlamydia trachomatis y ha resultado viable para el diagnóstico del Linfogranuloma Venéreo. (Promer et al., 2019).

Según la guía europea para el diagnóstico de Linfogranuloma Venéreo se debe realizar en dos pasos. Primero se debe realizar una prueba de NAAT que realice un sondeo general para detectar si hay presencia de Chlamydia trachomatis, y en el caso de ser positivo, al mismo sitio en el que se obtuvo la muestra se recomienda aplicar el kit de NAAT específico para Linfogranuloma Venéreo para obtener una segunda prueba confirmatoria, esto es debido a que los exámenes NAAT aprobados por el FDA para realizar diagnóstico general de presencia Chlamydia trachomatis que pueden ser obtenidos comercialmente no pueden distinguir entre los serotipos de la Chlamydia trachomatis que forman o no el linfogranuloma venéreo, pero existen pruebas como el Seegene y el Viasure, los cuales son NAAT que si pueden distinguir entre los serotipos necesarios, el problema radica en que estos últimos tienen menor sensibilidad que los que se usan para la detección del patógeno y por lo tanto pueden dar falsos negativos. (Bernal-Martínez et al., 2020).

Al momento existe un test específico molecular en orina para Chlamydia trachomatis en los Estados Unidos. (Promer et al., 2019).

Estudios de Imagen

En esta patología se reportan varios estudios en los que se inicia su investigación por medio de ecografía en donde solo se encuentra adenopatías inguinales o presencia de material purulento en las lesiones, incluso llegando hasta tomografía para descartar malignidad en algunas ocasiones, todo esto es debido a su presentación particular que de no ser sospechada puede llevar a que el médico pida exámenes en vano. En esta patología el diagnóstico no se puede dar por imagen pero es importante aclarar que muchas veces estos se usan sin obtener ningún resultado en el caso de que no se sospeche de esta patología en pacientes con adenopatías inguinales y lesiones. (Promer et al., 2019), (Rivas-Prado et al., 2020).

Se podría utilizar estos métodos en el caso de expresiones raras de la enfermedad como es el caso de su manifestación orofaríngea, pero solamente para descartar otro tipo de patologías. (Galeano-Valle et al., 2019).

Tratamiento
Prevención

Debido a que hasta 40% de los casos pueden concurrir asintomáticamente se recomienda el uso de preservativos de barrera ante una conducta sexual de riesgo como sexo con una persona trabajadora sexual, hombre sexo con hombre, incluso el compartir juguetes sexuales con alguien podría ser la ventana para la infección. (van Aar et al., 2020), (Piñeiro et al., 2019).

Antibiótico

Los antibióticos en esta patología pueden prevenir que la infección se siga diseminando pero no detienen la destrucción tisular y la cicatrización del tejido afecto. El tratamiento de elección es la Doxiciclina 100 mg por vía oral cada 12 horas o 200 mg por vía oral una vez al día por 21 días con nivel de evidencia 1a. (Leeyaphan et al., 2016). De segunda elección tenemos a la Tetraciclina 500 mg por vía oral cuatro veces al día. . (Kleine & Stich, 2020).

Un estudio de Meta Analysis y revisión sistemática del tratamiento con doxiciclina realizado por (Leeyaphan et al., 2016), arrojó como resultado una tasa de eficacia de entre el 95% hasta el 100% de los casos en sus 9 grupos control, por lo tanto es la droga de elección en esta patología hasta el momento.

La resistencia a estos antibióticos es desconocida pero se cree que una falla en el tratamiento es mayormente causada por un mal diagnóstico, mala toma del medicamento o re infección en el caso de pacientes inmunocomprometidos, por lo que un seguimiento prolongado de estos pacientes podría ser necesario.

En el caso de que exista alguna contraindicación para tetraciclinas como es el caso de un embarazo se puede utilizar eritromicina 500 mg vía oral cada 6 horas por 21 días, Azitromicina 1 gramo a la semana el día 1, 7 y 15. Las Penicilinas, cefalosporinas y aminoglucósidos no han demostrado ser efectivos. (Kleine & Stich, 2020), (Promer et al., 2019), (Rivas-Prado et al., 2020), (Bernal-Martínez et al., 2020), (Álava-Moreira et al., 2019), (Davies et al., 2019), (Desclaux et al., 2017).

En casos graves asociados a pacientes con HIV la terapia de doxiciclina inicial puede fallar pero al reemplazarse por claritromicina 500 mg por vía oral dos veces al día se puede encontrar una resolución. (Galeano-Valle et al., 2019), (Pathela et al., 2019).

Cirugía

El líquido purulento de los abscesos debe ser drenado y las fístulas del tejido deben ser reparadas adecuadamente. Las deformidades severas de la forma terciaria sólo pueden ser tratadas por cirugía plástica después de un extenso tratamiento antibiótico. Por último estos pacientes deben ser vigilados por lo menos una vez al año y en el caso de observar una nueva lesión sospechosa realizar biopsia inmediata en sospecha de malignidad. (Kleine & Stich, 2020), (Desclaux et al., 2017). La cirugía también es necesaria en el caso de sangrados masivos rectales por lo que es necesario estar pendiente en el caso de que exista una forma ano rectal de esta patología. (Peris Tomás et al., 2019)

1.Rivas-Prado, L., Satué-Bartolomé, J. Á., González-Antelo, A., Ortiz-Zapata, J. J., & Canora-Lebrato, J. (2020). Adenopatía inguinal a estudio: ¿debemos incluir siempre el linfogranuloma venéreo en el diagnóstico diferencial? Revista Española de Casos Clínicos En Medicina Interna, 5(1), 24–26. https://doi.org/10.32818/reccmi.a5n1a9

2., C., & Stich, A. (2020, January 1). 53 - Lymphogranuloma Venereum (E. T. Ryan, D. R. Hill, T. Solomon, N. E. Aronson, & T. P. Endy (eds.)). ScienceDirect. https://www.sciencedirect.com/science/article/pii/B9780323555128000533

3.Bernal-Martínez, S., García Sánchez, E., Sivianes, N., Padilla, L., & Martin-Mazuelos, E. (2020). Evaluation of 2 Commercial Assays for the Detection of Lymphogranuloma Venereum in Rectal Samples. Sexually Transmitted Diseases, 47(3), 162–164. https://doi.org/10.1097/olq.0000000000001120

4.Arandes–Marcocci, J., Collgros, H., Serra–Pladevall, J., & Vall–Mayans, M. (2020). Primary genital lymphogranuloma venereum in the HIV pre–exposure prophylaxis era. Journal of the European Academy of Dermatology and Venereology, 34(4). https://doi.org/10.1111/jdv.16374

5.van Aar, F., Kroone, M. M., de Vries, H. J., Götz, H. M., & van Benthem, B. H. (2020). Increasing trends of lymphogranuloma venereum among HIV-negative and asymptomatic men who have sex with men, the Netherlands, 2011 to 2017. Eurosurveillance, 25(14). https://doi.org/10.2807/1560-7917.es.2020.25.14.1900377

6., S., Richmond, D., Burns, G., Bowden, K. E., Workowski, K., Kersh, E. N., & Chandrasekar, P. H. (2019). Orolabial Lymphogranuloma Venereum, Michigan, USA. Emerging Infectious Diseases, 25(11), 2112–2114. https://doi.org/10.3201/eid2511.190819

7.ópez, L. S., La Rosa, L., Entrocassi, A. C., Caffarena, D., Santos, B., & Fermepin, M. R. (2019). Rectal Lymphogranuloma Venereum, Buenos Aires, Argentina. Emerging Infectious Diseases, 25(3), 598–599. https://doi.org/10.3201/eid2503.180600

8., M. J., Field, N., Pitt, R., Amato-Gauci, A. J., Begovac, J., French, P. D., Keše, D., Klavs, I., Zidovec Lepej, S., Pöcher, K., Stary, A., Schalk, H., Spiteri, G., & Hughes, G. (2019). Substantial underdiagnosis of lymphogranuloma venereum in men who have sex with men in Europe: preliminary findings from a multicentre surveillance pilot. Sexually Transmitted Infections, 96(2), 137–142. https://doi.org/10.1136/sextrans-2019-053972

9.Vries, H. J. C. (2019). Lymphoganuloma venereum in the Western world, 15 years after its re-emergence. Current Opinion in Infectious Diseases, 32(1), 43–50. https://doi.org/10.1097/qco.0000000000000519

10., T. A., & Schillinger, J. A. (2019). Lymphogranuloma Venereum. Sexually Transmitted Diseases, 46(2), e14–e17. https://doi.org/10.1097/olq.0000000000000921

11.Davies, S. C., Shapiro, J., Comninos, N. B., & Templeton, D. J. (2019). Lymphogranuloma venereum presenting as penile ulcer in two HIV-negative gay men. International Journal of STD & AIDS, 30(5), 515–518. https://doi.org/10.1177/0956462418821579

12.Altobrando, A., Tartari, F., Filippini, A., D'Antuono, A., Patrizi, A., Filippi, F., Sechi, A., Cuicchi, D., Salfi, N. C. M., & Gaspari, V. (2019). Lymphogranuloma venereum proctitis mimicking inflammatory bowel diseases in 11 patients: a 4-year single-center experience. Crohn's & Colitis 360, 1(1). https://doi.org/10.1093/crocol/otz004

13.Peris Tomás, N., Estellés Vidagany, N., & Díez Ares, J. Á. (2019). Linfogranuloma venéreo como causa de proctitis y hemorragia digestiva baja. ¿Cuándo sospecharlo? Archivos de Coloproctología, 2(1), 5. https://doi.org/10.26754/ojs_arcol/arch_colo.201913438

14.ñeiro, L., Galán, J. C., & Vall-Mayans, M. (2019). Infecciones por Chlamydia trachomatis (incluye linfogranuloma venéreo) y Mycoplasma genitalium. Enfermedades Infecciosas y Microbiología Clínica, 37(8), 525–534. https://doi.org/10.1016/j.eimc.2019.01.014

15.Valle, F., Pérez-Latorre, L., Díez-Romero, C., Fanciulli, C., Aldamiz-Echeverria-Lois, T., & Tejerina-Picado, F. (2019). Cervical and Oropharyngeal Lymphogranuloma Venereum. Sexually Transmitted Diseases, 46(10), 689–692. https://doi.org/10.1097/olq.0000000000001036

16.Kotevski, D. P., Lam, M., Selvey, C., Templeton, D. J., Donovan, L. G., & Sheppeard, V. (2019). Epidemiology of lymphogranuloma venereum in New South Wales, 2006–2015. Communicable Diseases Intelligence, 43. https://doi.org/10.33321/cdi.2019.43.54

17.Álava-Moreira, P., Montenegro-García, E., Calero-Jiménez, E., & Navarrete-Ríos, A. (2019). Infecciones de transmisión sexual en varones pareja de mujeres infectadas. Polo del Conocimiento, 4(5), 37-51. doi:http://dx.doi.org/10.23857/pc.v4i5.957

18.Promer, K., Pillay, A., Chi, K.-H., Vahdat, N., Katz, S. S., Chen, C. Y., & Fierer, J. (2019). A case of inguinal lymphogranuloma venereum imitating malignancy on CT imaging. Radiology Case Reports, 14(5), 581–583. https://doi.org/10.1016/j.radcr.2019.02.012

19.Riera-Monroig, J., & Fuertes de Vega, I. (2018). Lymphogranuloma venereum presenting as an ulcer on the tongue. Sexually Transmitted Infections, 95(3), 169–170. https://doi.org/10.1136/sextrans-2018-053787

20.Desclaux, A., Touati, A., Neau, D., Laurier-Nadalié, C., Bébéar, C., de Barbeyrac, B., & Cazanave, C. (2017). Extra-rectal lymphogranuloma venereum in France: a clinical and molecular study. Sexually Transmitted Infections, 94(1), 3–8. https://doi.org/10.1136/sextrans-2017-053126

21.Leeyaphan, C., Ong, J. J., Chow, E. P. F., Kong, F. Y. S., Hocking, J. S., Bissessor, M., Fairley, C. K., & Chen, M. (2016). Systematic Review and Meta-Analysis of Doxycycline Efficacy for Rectal Lymphogranuloma Venereum in Men Who Have Sex with Men. Emerging Infectious Diseases, 22(10), 1778–1784. https://doi.org/10.3201/eid2210.160986

22.de Vries, Henry John C. (2016). The Enigma of Lymphogranuloma Venereum Spread in Men Who Have Sex With Men. Sexually Transmitted Diseases, 43(7), 420–422. https://doi.org/10.1097/olq.0000000000000466

23.O'Connell, C. M., & Ferone, M. E. (2016). Chlamydia trachomatis Genital Infections. Microbial Cell, 3(9), 390–403. https://doi.org/10.15698/mic2016.09.525

24.Yang, C., Kari, L., Sturdevant, G. L., Song, L., Patton, M. J., Couch, C. E., Ilgenfritz, J. M., Southern, T. R., Whitmire, W. M., Briones, M., Bonner, C., Grant, C., Hu, P., McClarty, G., & Caldwell, H. D. (2017). Chlamydia trachomatis ChxR is a transcriptional regulator of virulence factors that function in in vivo host–pathogen interactions. Pathogens and Disease, 75(3). https://doi.org/10.1093/femspd/ftx035

25.Pinzón-Fernández, María Virginia, Caldas-Arias, Liliana, Burgos, Anderson Stiven, Ibarra-Gimbuel, Diana Sofía, & Valencia-Mesa, Cristhian. (2019). Pathogenicity mechanisms and immune response for Chlamydia trachomatis and its relationship with cervical cancer. CES Medicina, 33(1), 51-59. https://dx.doi.org/10.21615/cesmedicina.33.1.6

26., J. K., Enciso, G. A., Boassa, D., Chander, C. N., Lou, T. H., Pairawan, S. S., Guo, M. C., Wan, F. Y. M., Ellisman, M. H., Sütterlin, C., & Tan, M. (2018). Replication-dependent size reduction precedes differentiation in Chlamydia trachomatis. Nature Communications, 9(1). https://doi.org/10.1038/s41467-017-02432-0

27.Nogueira, A. T., Braun, K. M., & Carabeo, R. A. (2017). Characterization of the Growth of Chlamydia trachomatis in In Vitro-Generated Stratified Epithelium. Frontiers in Cellular and Infection Microbiology, 7. https://doi.org/10.3389/fcimb.2017.00438

28.Elwell, C., Mirrashidi, K., & Engel, J. (2016). Chlamydia cell biology and pathogenesis. Nature Reviews Microbiology, 14(6), 385–400. https://doi.org/10.1038/nrmicro.2016.30

29.Kuo, C., Stephens, R. S., Bavoil, P. M., & Kaltenboeck, B. (2015). Chlamydia. Bergey's Manual of Systematics of Archaea and Bacteria, 1–28. https://doi.org/10.1002/9781118960608.gbm00364

CAPÍTULO 4

Daniel Roberto Domínguez Montoya

Sífilis Primaria

Introducción

El Treponema pallidum es la bacteria causante de la sífilis, enfermedad que se transmite principalmente por la vía sexual. La cual es un problema de salud pública de gran manera países en vías de desarrollo, a pesar de tener un tratamiento específico para el cual no se ha reportado aun resistencia bacteriana, y prueba diagnosticas de costo accesibles, la clínica tan variada por lo cual también la llaman "la gran simuladora" y la falta de educación sexual en la población es lo que permite que esta enfermedad siga afectando a miles de personas en el mundo . (Peeling, 2017)

Epidemiologia

La Organización mundial de Salud, indicó que existe un alza considerable de enfermedades de transmisión sexual a nivel mundial, como puntera en las cifras esta la sífilis con 6,3 millones de casos en el primer semestre del año 2019. (OMS , 2019) El grupo etario más afectado son hombres y mujeres entre 15-45 años, los grupos de población que se encuentran en mayor riesgo de contraer esta enfermedad son trabajadoras sexuales, sus clientes masculinos y hombres que tienen sexo con hombres que no pongan que práctica el uso de preservativo. (Torralba, 2018) Dentro de todas la ITS (Infecciones de transmisión sexual)la sífilis junto el herpes puede aumentar 3 veces la posibilidad de contraer HIV por contacto sexual.   En el Ecuador no se cuenta con un registro oficial minucioso del estadio primario de esta patología, ya que los estadios en los cuales hay afectación Neonatal; SNC y cardiovascular son los cuales se cuanta un estadísticas oficiales.

Fisiopatología

El Treponema pallidum descubierto hace más de un siglo, una bacteria que morfológicamente es espiroqueta dada su forma de "saca corcho" una característica muy particular que lo diferencia de otros microorganismos. Cabe señalar que en la literatura se describe tres sub especies de Treponemas pallidum la subespecie pertenuen, carateum y pallidum, las dos primeras causan enfermedad endémicas en países tropicales y la última es la que provoca la enfermedad objeto de nuestro estudio (Hook, 2016). La estructura de esta espiroqueta comprende una membrana citoplasmática estructurada por peptidoglicanos y fosfolípidos, la cual carece de lipopolisacáridos; esta combinación le dota de una rigidez estructural que es importante para el microorganismo para desplazarse mediante movimiento rotatorios sobre su propio eje. Los flagelos intracelulares son los que patrocina el movimiento en espiral de la bacteria, lo cual le ofrece mayor facilidad para la invasión en el tejido del huésped. La espiroqueta si expresa lipopolisacáridos pero estos residen debajo de la superficie, por lo cual tener un escasez de PAMPs (Patrones moleculares asociados a patógenos), el patógeno logra evadir la detección de los mismo por los mecanismos de inmunidad innata del huésped, lo cual facilita su diseminación local y difusión temprana (Peeling, 2017).   La puerta de entrada de este microorganismo son: el contacto con tejidos contaminados, como la vía principal de transmisión es la sexual mediante el contacto con vagina, pene, ano, boca, y la transmisión vertical de madre a feto. Existen también registros contagios por medio de uso de jeringuillas contaminadas en personas con problemas de adicción a drogas parenterales o tras recibir un órgano o hemoderivados (Katz, 2018). Gracias a la metaloprotinasa y mucopolisicaridos que produce la bacteria, penetra rápidamente en los tejidos por medio de erosiones microscópicas y en pocas horas entra en los vasos linfáticos y la sangre provocando una infección sistémica antes de que aparezca la lesión primaria (Arando, 2019). Al entrar en el tejido erosiona rápidamente empieza a replicarse en el lugar de la inoculación, el período de incubación va entre 10-90 días , luego aparece un pápula indolora que se erosiona rápidamente, formando un chancro indurado e indoloro, de base limpia, bordes firmes y sobre elevados, sin pus si no está sobre infectado , todas estas características del Chancro duro se deben a la invasión del tejido se produce, gracias a los agentes de virulencia, una obliteración de los pequeños vasos sanguíneos lo cual ocasionan   una pequeña interrupción del riego sanguíneo que provoca la ulceración de la pápula, así también existen un ataque al vasa nervorum por lo cual dejan de trasmitir el dolor en esta lesión primaria, puede acompañarse de linfoadenopatías inguinales, y en pacientes con HIV(Virus de la inmunisufiencia humana) se ha observado la presencia de múltiples ulceras. (Peeling, 2017)

El chancro cura sin tratamiento entre 3-12 semanas, dejando como secuela en algunos casos una cicatriz pequeña atrófica, y los treponemas sobreviviente localizados en la lesión migran al tejido linfático adyacente invadiéndolo y una vez que los ganglios están llenos de estos, se integran a la circulación sanguínea, dentro de esta no se presenta ningún síntoma iniciando la fase de latencia , se diseminan por todo el organismo por vía linfática y sanguínea invadiendo distintos que producen distintas etapas de la enfermedad.

Diagnóstico Clínico

La sífilis se divide en dos etapas: temprana (desde el contagio hasta el primer año) y que clínicamente abarca al sífilis primaria y secundaria y tardía (desde el primer año en adelante) La lesión primaria aparece en el lugar de la inoculación y se puede acompañar de adenopatías.

La triada de la sífilis primaria:1 Chancro duro 2 adenopatías 3 Treponemia
Inicialmente la pápula es de color rojo vinosa por la infiltración linfoplasmocitaria en la dermis, acompañada de la obliteración de los pequeños vasos sanguíneos, Se produce una obstrucción inflamatoria de los pequeños vasos (endarteritis), que da lugar a la necrosis y erosión posterior (chancro) y con adenopatías satélites (indoloras, duras, unilaterales o bilaterales, aflegmásicas, principalmente ubicadas en región inguinal, que aparecen entre 7 a 10 días después que el chancro. (Peeling, 2017)

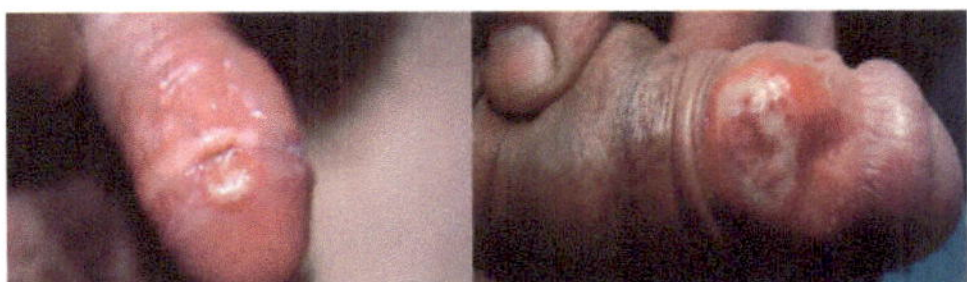

Ilustración 1 Chancro sifilítico en el surco balanoprepucial
Fuente: Tomado de (Ingratta, 2019)

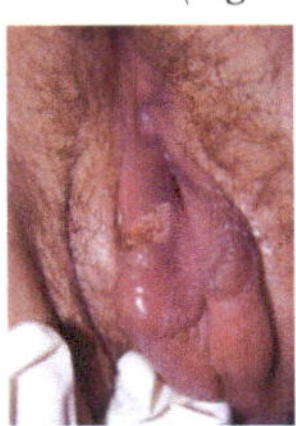

Ilustración 2Chancro sifilítico en vulva. Fuente Tomado de (Ingratta, 2019)

El chancro se describe como una ulceración de 1 a 2 cm, de borde neto indurado, indoloro, no se evidencia invasión de la membrana basal, de fondo limpio (color salmonado) y generalmente único, aunque se convierte en un desafía clínica cuanto existen múltiples lesiones (Katz, 2018)

Su ubicación generalmente en hombre es genital en el 85% de los casos, en varones se encuentra en el surco balanoprepucial, glande, y frenillo en mujeres cuello de útero (más frecuente, solo detectado en el examen ginecológico por lo que pasa desapercibido), labios mayores, labios menores, horquilla vulvar, clítoris, meato urinario. (Çakmak, 2019)

Si existen infecciones concomitantes, con otros tipos de infecciones se podría presentar el chancro mixto o de Rollet, generalmente se provoca por la infección conjunta con la bacteria gram negativa Haemophilus ducreyi un cocobacilo que también se transmite por vía sexual. (Ingratta, 2019)

Para el adecuado diagnóstico del paciente es importante realizar una buena anamnesis interrogando sobre antecedentes y conductas sexuales de riesgo, luego realizar un examen físico minucioso haciendo uso adecuado de guantes para evitar el contagio, con una buena iluminación y en el caso de paciente femenino la examinación ginecológica debe ser completa, es importante recalcar las lesiones pueden ser intravaginales y al no ser dolorosas pueden pasar desapercibidas . Es importante considerar como diagnósticos diferenciales a afectación tanto de transmisión como infección por otro tipo de afecciones como tuberculosis cutánea, chancro blando herpes simple, linfogranuloma venéreo, condiloma acuminado, micosis, y erosión traumática citar tabla.

Tabla 1.

Diagnósticos Diferenciales con Infección de Transmisión Sexual	Agente Patógeno	Características
Herpes simple	virus herpes simple (HSV) tipo 2	Múltiples lesiones ampulosas, rojizas dolorosas que se agrupan, con prurito , puede cursar con adenopatías
Chancro blando	Bacteria Haemophilus ducrey	Ulcera única dolorosa, con fondo exudativo , y bordes mal definidos

Linfogranuloma venéreo	Bacteria Chlamydia trachomatis	Ampolla ulcerada única, indolora , que sin tratamiento profundiza en el tejido destruyéndolo con la formación de pus ,con adenopatías muy dolorosas
Condiloma acuminado	Virus de papiloma humano	Lesiones vegetantes múltiples, marrón rojizo, no dolorosa.

Exámenes de Laboratorio

Para el diagnóstico por laboratorio se disponen en el medio de pruebas directas, que buscan identificar directamente a la bacteria, como indirectas que se busca poner en evidencia la respuesta inmune del huésped. (Torralba, 2018)

Las pruebas serológicas que pertenecen a los métodos indirectos son lo más usado en el medio, tanto para el diagnóstico inicial como para el seguimiento del tratamiento, su sensibilidad y especificidad pueden varias según el propósito de la prueba.

Describiremos brevemente los métodos directos, ya que de antemano no queda más que advertir que son poco prácticos, ya que al no poder cultivarse el Treponema pallidum, son únicamente aplicables en la fase precoz de la enfermedad que poniéndolo en contexto de la sífilis primaria cuando la ulcera está presente ya que esta contiene un gran número de espiroquetas.

Observación en Campo Oscuro

Se toma el exudado seroso de lesiones activas en la zona genital, si las lesiones se encontrasen en la cavidad oral o anal, no puede realizarse el método en el microscopio, una de las dificultades es que la muestra de ser analizada dentro de 20-30 minutos como máximo. Además, que la identificación del germen está muy relacionada con la experticia del microscopista observador y de la disponibilidad inmediata de todos los materiales por lo cual existe una gran limitación (Álvarez, 2018)

Inmunofluorescencia Directa

Mediante un microscopio de fluorescencia, se deja secar y fijar anticuerpos monoclonales y luego se tiñe las extensiones. Esta técnica al detectas espiroquetas patógenas se puede usar en lesión de ano y boca, pero no en todos los centros de atención médica se cuenta con el equipo para esta prueba. (Álvarez, 2018)

Reacción en cadena de la polimerasa

Esta técnica consiste en la amplificación de ácidos nucleicos en muestras en fresco, Se trata de pruebas poco estandarizadas disponibles todavía en pocos laboratorios. No es una técnica adecuada para el diagnóstico de sífilis en pacientes asintomáticos.
(Álvarez, 2018)

Técnicas serológicas o indirectas

Dentro de este segundo grupo tenemos una sub clasificación en pruebas treponémicas y pruebas no treponémicas, estas pruebas reaccionan positivamente a la presencia de trepanomatosis venéreas o no venéreas.

Pruebas no treponémicas

Estas pruebas son VDRL (venereal disease research laboratory) Y RPR (rapid plasma reagin) por sus siglas en inglés. Consisten en la detección de anticuerpos IgM e IgG contra el complejo antigénico de cardiolipina-lecitina y colesterol, complejo formado por las células dañadas por la infección.

El VDRL se realiza en una reacción de floculación entre un antígeno lipídico (cardiolipina) y el suero del paciente. Se realiza sobre un soporte de cristal y la reacción se observa con microscopio. (Cantor, 2016) Según la revisión sistemática realizada por la Universidad de Londres realizada en el año 2016 la prueba VDLR tiene un sensibilidad de 78% en la sífilis primaria y una especificidad en todas la etapas de 98%. (Cantor, 2016)

El RPR es una macro floculación que puede valorarse sin microscopio debido al empleo de carbón para fijar los antígenos. Se emplea en suero y en plasma, y sus títulos suelen ser superiores a los del VDRL (Álvarez, 2018)

Estos métodos presentan varios beneficios, son económicos, fáciles de interpretar por medio de los títulos y al ser cuantitativa ayudan a establecer fase de la enfermedad y establecer la respuesta al tratamiento. Se positivizan a los 15 días de la aparición del chancro duro, las sensibilidades de estas pruebas van el 78-86% pero con una especificidad inferior, Entre mayor sea la dilución si estando reactivo se interpreta que la carga infecciosa es alta. (Álvarez, 2018) El VDRL y el RPR son ensayos igualmente válidos, pero los resultados cuantitativos de las dos pruebas no se pueden comparar directamente porque los títulos de RPR con frecuencia son ligeramente más altos que los títulos de VDRL. (CDC CENTERS FOR DISEASE CONTROL AND PREVENTION, 2015)

Pruebas Treponémicas

Estas son prueba que detectan anticuerpos específicos frente al Treponema pallidum, se emplean como pruebas confirmatorias, y su especificidad es superior a las pruebas no treponémicas. Existen las pruebas FTA-Abs, que realiza la detección de anticuerpos específicos , MHTP,que emplea la macrohemaglutinación de anticuerpos,TPI y las pruebas rápidas, cuyo método más común es la inmunocromatografía. (Arando, 2019)

Tratamiento

Tabla 2. Clases de Recomendación

Grados de recomendación	Definición	Expresiones Propuestas
Clase I	Evidencia y/o acuerdo general en que un determinado procedimiento diagnóstico-tratamiento es beneficioso, útil y efectivo	Se recomienda/ está indicado
Clase II	Evidencia conflictiva y/o divergencia de opinión acerca de la utilidad/eficacia del tratamiento	
Clase IIa	El peso de la evidencia/opinión está a favor de la utilidad/eficacia	Se debe considerar
Clase IIb	La utilidad/eficacia está menos establecida por la evidencia/opinión	Se puede recomendar
Clase III	Evidencia o acuerdo general en que el tratamiento no es útil/efectivo y en algunos casos puede ser perjudicial	No se recomienda

Tabla 3. Niveles de Evidencia

Nivel de evidencia A	Datos procedentes de múltiples ensayos clínicos aleatorizados o metanálisis
Nivel de evidencia B	Datos procedentes de un único ensayo clínico aleatorizado o de grandes estudios no aleatorizados
Nivel de evidencia C	Consenso de opinión de expertos y/o pequeños estudios, estudios retrospectivos, registros

Desde hace más de 60 años la penicilina es el tratamiento de elección para la infección primaria, o en las otras fases y para el cual no se ha reportado resistencia. El esquema propuesto es Penicilina G Benzatínica 2,4000.000 UI intramusculares en dosis única, (Liu, 2017) (Recomendación I-A) en personas con alergia a la penicilina se opta por tratarlas con doxiciclina 100mg oral cada 12h por 14 días, o Tetraciclina 500 mg oral cada 6 horas por 14 días. Las mujeres embarazadas con sífilis que reporten alergias a la penicilina deben ser desensibilizadas y ser tratadas con la misma. (Recomendación I-A) (Liu, 2017)

Se describe una reacción adversa común en los pacientes, que cursa con mialgas, dolor de cabeza, malestar general y alza térmica principalmente a esto se le denomina reacción de Jarisch-Herxheimer, por lo cual es importante advertir al paciente sobre este evento y si se diese el caso administrar antipiréticos para controlar la fiebre. (Recomendación I-B) (CDC CENTERS FOR DISEASE CONTROL AND PREVENTION, 2015)

La CDC en su guía de tratamiento publicada en el 2015 recomienda dar tratamiento a la pareja sexual del paciente dentro de los últimos 90 días del diagnóstico de sífilis primaria. (Recomendación I-B) (CDC CENTERS FOR DISEASE CONTROL AND PREVENTION, 2015)

1.CDC CENTERS FOR DISEASE CONTROL AND PREVENTION. (4 de JUNIO de 2015). CDC. Obtenido de Sexually Transmitted Diseases Treatment Guidelines: https://www.cdc.gov/std/tg2015/syphilis.htm

2.Álvarez, R. (2018). Interpretation of diagnostic tests for syphilis in pregnant women. Revista Peruana Ginecologia Obstetricia.

3.Arando, M. (2019). Sífilis. Enfermedades infecciosas y Microbiología clínica.

4.Çakmak, S. K. (2019). Syphilis: A great imitator. Clinics in Dermatology.

5.Cantor, A. G. (2016). Screening for Syphilis. JAMA.

6.EL UNIVERSO . (Junio de 2019). El Universo . Obtenido de https://www.eluniverso.com/noticias/2019/06/23/nota/7389849/5-meses-13139-casos-males-transmision-sexual

7.Hook, E. W. (2016). Syphilis . The Lancet.

8.Ingratta, S. M. (2019). Dermatología Bases prácticas para su aprendizaje. Buenos Aires, Argenitna: Editorial de la Universidad de La Plata.

9.Katz, A. R. (2018). Dermatologically challenging. International Journal of STD & ADIS.

10.Liu, H.-y. (2017). Comparison of efficacy of treatments for early. PLOS ONE.

11.OMS . (2019). WORLD HEALTH ORGANITATION. Obtenido de https://www.who.int/es/news-room/fact-sheets/detail/sexually-transmitted-infections-(stis)

12.Peeling, R. W. (2017). Syphilis. NATURE REVIEWS | DISEASE PRIMERS, 1.

13.Torralba, M. (2018). Infecciones por treponemas. Sífilis. Medicine., 3435.

CAPÍTULO 5

Doménica Fernanda Báez Quiñonez

Sífilis Secundaria y Terciaria

Introducción

La sífilis también llamada LUES es una de las principales enfermedades de transmisión sexual más frecuentes en el mundo, causada por el Treponema pallidum, bacteria que pertenece al grupo de las espiroquetas, y que se trasmite principalmente por relaciones sexuales. En sus distintas etapas se presenta con variadas manifestaciones clínicas por lo cual se ha ganado el nombre de la gran imitadora.

El treponema pallidum fue identificado en 1905 por científicos alemanes Hoffman y Schaudinn, mide aproximadamente 0,2-0,5 μm de diámetro con extremos ahusados y una longitud entre 6-20 μm debido a su pequeño tamaño esta espiroqueta no es visible en un microscopio de campo claro su aspecto en la microscopia electrónica tiene forma de ondulaciones planas, este microorganismo tiene un movimiento rotatorio característico, y Gram negativa. (Marra, 2015)

Para su estudio a la sífilis se la puede clasificar según el tiempo de evolución en sífilis precoz < 1 años y sífilis tardía > 1 años de evolución, y la agrupación sindrómica por la manifestación clínicas son la sífilis primaria (chancro duro) la sífilis secundaria, en la cual hay una invasión a tejidos como la piel, sistema nervioso central, humor acuoso, y existen reportes de casos donde se ha visto afectación pulmonar, ósea. La sífilis terciaria que se identifica con la etapa tardía se caracteriza por distintas complicaciones cardiovasculares, nerviosas, y las gomas.

En el contexto epidemiológico, las cifras de casos prevalentes de sífilis en el mundo son   un problema de salud pública, según datos de la OMS en el 2019 6,3 millones fue la prevalencia de casos de casos en el primer semestre del año 2019. (OMS, 2019)

La afectación en hombres y mujeres es casi igual, 17.2- 17.9 por 100 000 habitantes en el mundo respectivamente, la región del mundo con mayor prevalencia es el Pacifico sur oriental con 93 por cada 100 000 habitantes (colocar referencia). En el Ecuador en el año 2013 hubo 24 casos que ameritaron ingreso hospitalario de sífilis secundaria y terciaria; el 45% de estos casos tratados en casas de salud de la provincia del Guayas (colocar referencia). A pesar de contar con un tratamiento específico en la última década en países desarrollado se ha observado un incremento del 67% desde la década del inicio de los 2000 en la prevalencia de la sífilis asociado a prácticas sexuales de riesgo, el uso de drogas parenterales, particularmente desde el 2008 al 2018 el aumento en la tasa de la sífilis se atribuyó al aumento de casos de Hombres que tienen sexo con hombres, representaron aproximadamente al 54% de los casos . (INEC, 2013)

Fisiopatología

Después de infectar la piel a través de las abrasiones microscopias del portador y del huésped, en la infección primaria el treponema pallidum ingresa hasta los tejidos subcutáneos, logrando evadir la respuesta inmune del huésped, una vez que los treponemas logran replicarse y establecer al infección se da el chancro blando, a pesar de que en este momento la infección es local, mediante movimientos en vaivén logran invadir la matriz extracelular y por medio de enzimas proteolíticas se abren paso a través de las uniones intercelulares para lograr invadir tejidos linfáticos cercanos, facilitando su diseminación a todos los sistemas. (Skalnaya, 2019)

Para contraatacar la infección tenemos respuestas por parte del sistema de la inmunidad innata dado por las células dendríticas, macrófagos y neutrófilos, durante el proceso de fagocitosis, por medio de quimiotaxis y la identificación de antígenos acuden células de la inmunidad adaptativa, la fagocitosis de microorganismos opsonizados por macrófagos activados produce su destrucción y la ulterior desaparición del chancro. Dado que estas lesiones son indoloras muchos pacientes no buscan atención médica oportuna aumentando así la posibilidad de transmitir la enfermedad a más huéspedes (Galindo, 2017).

En el transcurso de aproximadamente 2- 8 semanas inicia la etapa secundaria, cuando la   infección esté localizada en los ganglios linfáticos el treponema entra en un estado de latencia, sin afectar al mismo, al llenarse estos de treponemas ingresan a la circulación sanguínea, estos despiertan una respuesta de la piel por los factores de virulencia , por la replicación agresiva en los vasos sanguíneos de la piel provocando inflamación, esto da como resulta un rash cutáneo , que progresar a lesiones maculo papulosas, que puede durar hasta 4-6 semanas y desaparecer espontáneamente sin tratamiento alguno, sin embargo puede estar afectados varios órganos y producir complicaciones como hepatitis, sinovitis, uveítis, osteítis , glomerulonefritis y afectación pulmonar. (Marra, 2015)

Iniciado un nuevo estado de latencia puede durar 3-10 años en promedio aunque existen registro de hasta 30 años, en el cual esta espiroqueta se refugia nuevamente en el torrente sanguíneo, volviendo al huésped en portador asintomático, en esta etapa la presencia del Treponema pallidum y sus antígenos entre ellos el antígeno de grupo, el antígeno de especie y el antígeno cardiolipina , el sistema inmune empiezan a encapsular, acompañados de reacción inflamatoria que se vuelve crónica, lo cual produce un área de necrosis; entendido que la bacteria se encuentra diseminada por todos los órgano de cuerpo, esta reacción en encapsulamiento y ataque por parte del sistema inmune provoca también la producción de estos granulomas en dichos órganos los afecta tanto fisiológicamente como anatómicamente; las más frecuentes eran la neurosífilis, la sífilis cardiovascular (por ejemplo, aortitis por afectación de los vasa vasorum) y las lesiones cutáneas llamadas gomas.

Diagnóstico Clínico
La adecuada interrogación junto con el examen clínico exhaustivo, son indispensables para la identificación de las manifestaciones de la sífilis secundaria y terciaria. Para tratar el tema de forma didáctica dividiremos las manifestaciones clínicas de estas etapas de la sífilis en 3 grupos sífilis secundaria, sífilis terciaria y neurosífilis que tiene participación tanto en la etapa secundaria como terciaria.

Las "sifílides" es el nombre con el cual se identifica las lesiones cutáneas de la sífilis que no correspondan al chancro duro, la erupción más característica consiste en pápulas que involucionan a máculas eritematosas de 0,5-2 cm de diámetro, no pruriginosas, distribuidas por el tronco y las extremidades. Típicamente afecta a las palmas de las manos y las plantas de los pies, donde de forma característica pueden presentar un reborde hiperqueratósico (collarete de Biett), estas lesiones reciben el nombre de "sifílides" ((Katz, 2019)) Si las lesiones se localizan en la mucosa oral o faríngea pueden ser de característica papulosas o eritematosas y se clasifican en papilares - erosivas, opalinas, pápulohipertroficas, en pradera segada localizadas exclusivamente en la lengua, y sin la lesiones aparecen en el escroto, zona perineal y genital reciben el nombre de condilomas planos. (E.Alison, 2015)

Se pueden acompañar de otras manifestaciones como alopecia difusa, onixis o perionixis, astenia, cefalea, hepatoesplenomegalia, fiebre, dolores musculares, entre otros.

Es importante diferenciar las lesiones de cutáneas de diagnóstico como exantemas virales, roséola cerúlea psoriasis en gotas, liquen plano, pitiriasis rosada de Gibert, eccemátides seborreica, eritema polimorfo, erupciones medicamentosas, rosácea, condilomas acuminados.

En la sífilis terciaria pueden estar afectados todos los órganos y tejidos, la manifestaciones clínica más comunes son en el sistema cardiovascular, nervioso central y osteoarticular, pueden pasar décadas desde las manifestaciones cutáneas y generalmente las complicaciones se presenta en un tercio de los pacientes que no recibieron tratamiento oportuno.

La aortitis sifilítica es un complicación poco reportada en la que la capa media de la vasa vasorum se ve afectada provocando un obliteración y causando endarteritis, concomitantemente con pérdida del músculo liso y la matriz extracelular; todos esto cambio en el tejido principalmente de la aorta torácica ascendente, por su localización en la cual hay una rica red linfática y la abundante vasa vasorum, tienen como consecuencia la formación de un aneurisma aórtico sifilítica, o el desarrollo de insuficiencia valvular, y estenosis del ostium de las coronarias que pueden tener repercusiones isquémicas en el miocardio. (Yuan, 2018)

La gomas sifilíticas son las lesiones características de este estadio de la enfermedad, anatomopatológicamente se trata de granulomas con zona de necrosis central por lo cual en su ubicación subcutánea suelen ulcerarse por la endarteritis que provoca la infección del Treponema pallidum; a diferencia de las lesiones cutáneas descritas anterior mente esta tiene escasas cantidades de espiroquetas por lo cual no es contagiosa. Generalmente se localizan en miembros inferiores, superiores y cabeza. (Seray Külcü Çakmak, 2019)

Neurosífilis

Las formas tempranas de la neurosífilis puede ser meningitis sintomática, sífilis ocular, otosífilis y sífilis meningovascular a más de la contaminación del LCR que se puede dar en las primeras semanas de la infección primaria. En la neurosífilis asintomática el diagnóstico es por el análisis del líquido cefalorraquídeo en el que se encuentra la prueba serológica de VDRL reactiva. En paciente HIV POSITIVO, los cambios cito químicos propios de la infección del virus puede dificultar la detección de estos cambios en el LCR del paciente infectado de sífilis.

Meningitis sintomática cursa clínicamente como una meningitis de otras etiologías, aunque además se puede acompañar de disminución de la agudeza visual dado por la afectación ocular. Suele ser frecuente que se presente durante el primer y segundo año de la infección (Marra, 2015)

La sífilis meningovascular debe ser considerara en todos los diagnósticos diferenciales en un evento cerebro vascular en un paciente generalmente joven, la presentación clínica de la enfermedad se caracteriza por pródromos como cefalea, mareo y cambios de personalidad en las semanas o días previos al evento isquémico, puede afectar a cualquier vaso subaracnoideo.

Ahora tratándose de la neurosífilis tardía la evolución de la enfermedad inicia con manifestaciones psiquiátricas que progresivamente van desde pérdidas de la memoria y cambios en el comportamiento hasta manía, depresión o psicosis. Posteriormente su pueden presentar la paresia generalizada y la tabes dorsal. La paresia generalizada es descrita como una demencia progresiva caracterizada por amnesia, alteraciones del juicio y demencia grave. La tabes dorsal consiste en alteración y deterioro de los cordones posteriores y las raíces dorsales de la médula espinal clínicamente se observa ataxia locomotora, disfunción vesical retención urinaria o incontinencia, dolores abdominales lancinantes, con alteraciones en órganos de los sentidos como el tacto y perdida de la agudeza visual. Es importante recalcar que en ambas manifestaciones clínicas se puede presentar las pupilas de Argyll-Robertson, por lo cual un examen que nos ayudaría llegar al diagnóstico de neurosífilis tardía es realizar un examen oftalmológico correlacionado con la clínica (Galindo, 2017)

En el periodo en el que paciente evolucione de la sífilis secundaria ala terciaria existe un episodio de latencia por lo cual es importa averiguar los antecedentes del paciente.

Diagnóstico de Laboratorio
Al igual que en la sífilis primaria para el diagnóstico aparte de la sospecha tenemos a disposición las pruebas treponémicas y no treponémicas en la práctica clínica, a pesar de que si existen las pruebas de detección directa del Treponema pallidum estas no siempre están disponibles en todos los centros de atención médica. (Álvarez, 2018)

Prueba no treponémicas estudios que miden los anticuerpos IgG e IgM del antígeno cardiolipina-lecitina colesterol, como la prueba rápida de reagina plasmática (RPR), el VDRL y el rojo de toluidina sin calefacción en prueba de suero (TRUST) la forma de interpretación es según la titulación entre más alta más actividad de la espiroqueta en cuestión. En la neurosífilis la prueba de VDRL es la de elección por su especificidad excelente. (Cantor, 2016)

Las pruebas treponémicas ha sido empleadas tradicionalmente como pruebas confirmatorias, con una especificidad mayor que el grupo anterior. Tenemos en este grupo la FTA-Abs

MHA-TP TPI.
En el análisis del LCR en el compromiso nervioso de la sífilis las alteraciónes más comunes según su patología son las siguientes:
Tabla 1.

Características	Meningitis Asintomática	Meningitis Sintomática	Neurosifilis Tardia
VDRL	+	+	-
PLEOCITOS	+++	++	+
LINFOCITOS	+	++	+
PROTEÍNAS	+	+++	+

Algoritmo Diagnóstico

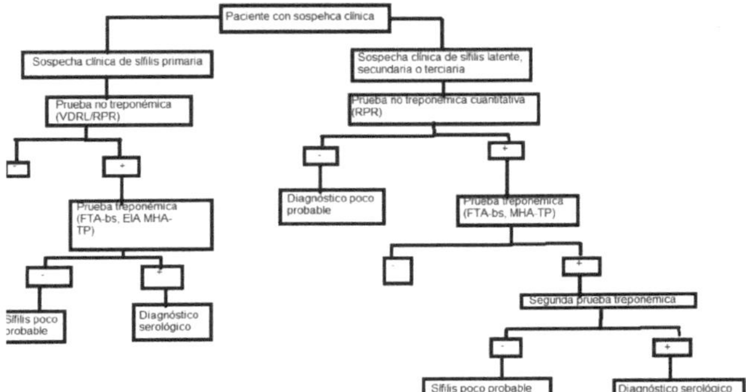

Tratamiento

Las recomendaciones para el tratamiento de la sífilis secundaria y terciaria están basadas en evidencia científica, los grados de recomendación y niveles de evidencia se pueden analizar en la tablas 2 y 3.

Tabla 3. Clases de Recomendación

Grados de recomendación	Definición	Expresiones Propuestas
Clase I	Evidencia y/o acuerdo general en que un determinado procedimiento diagnóstico-tratamiento es beneficioso, útil y efectivo	Se recomienda/ está indicado
Clase II	Evidencia conflictiva y/o divergencia de opinión acerca de la utilidad/eficacia del tratamiento	
Clase IIa	El peso de la evidencia/opinión está a favor de la utilidad/eficacia	Se debe considerar
Clase IIb	La utilidad/eficacia está menos establecida por la evidencia/opinión	Se puede recomendar
Clase III	Evidencia o acuerdo general en que el tratamiento no es útil/efectivo y en algunos casos puede ser perjudicial	No se recomienda

En los estadios secundarios y terciaria de la sífilis las dosis intramusculares de la Penicilina no logran erradicar a los treponemas del líquido céfalo raquídeo. (Recomendación I-B) (Garcia, 2019) Las indicaciones para el tratamiento es Penicilina G cristalina 18-24 x 106 UI por vía endovenosa al día, para administración se puede dividir en 3-4 x 106 UI Intravenoso cada 4 horas o en infusión continua las 24 x 106 UI IV durante 14 días. Otra opción terapéutica es Penicilina G procaínica: 2,4 x10 6 U/día intravenoso o Ceftriaxona 2 gramos intravenoso cada día por 14 días para personas que registren alegría a la penicilina deben ser desensibilizadas, de modo que puedan recibir el tratamiento con penicilina G endovenosa convencional o tratamiento endovenoso con Ceftriaxona, los esquemas alternativos que se emplean en la sífilis primaria no tienen registros de efectividad en como terapia treponimicida en la neurosífilis . (Recomendación I-A) (Garcia, 2019)

1.Álvarez, R. (2018). Interpretation of diagnostic tests for. RevIsta Peruana Ginecologia Obstet. .

2.Cantor, A. G. (2016). Screening for Syphilis. JAMA.

3.E.Alison. (2015). Secondary Syphilis. Cutis.

4.Galindo, J. (2017). Neurosífilis: un problema antiguo que no pierde. Revista COlombiana de Psiquiatría, 1-8.

5.Garcia, B. (2019). Antibiotic therapy for adults with neurosyphilis. Cochrane.

6.INEC. (2013). Anuario de Estadísticas Hospitalarias Egresos de Camas . Quito: DIRECCIÓN DE ESTADÍSTICAS SOCIODEMOGRÁFICAS.

7.Katz, A. R. (2019). Dermatologically challenging. INTERNATIONAL JOURNAL STD & ADIS.

8.Marra, C. (2015). Neurosyphilis. Continuum, 1714-1728.

9.OMS. (4 de JUNIO de 2019). OMS. Obtenido de https://www.who.int/es/news-room/detail/06-06-2019-more-than-1-million-new-curable-sexually-transmitted-infections-every-day

10.Seray Külcü Çakmak. (2019). Syphilis: A great imitator. Clinics in Dermatology.

11.Skalnaya, A. (2019). Neurosyphilis in the modern era. Journal of Clinical Neuroscience, 67-73.

12.Yuan, S. (2018). Syphilitic aortic aneurysm. Zeitschrift für Rheumatologie.

13.Álvarez, R. (2018). Interpretation of diagnostic tests for. RevIsta Peruana Ginecologia Obstet. .

14.Cantor, A. G. (2016). Screening for Syphilis. JAMA.

15.E.Alison. (2015). Secondary Syphilis. Cutis.

16.Galindo, J. (2017). Neurosífilis: un problema antiguo que no pierde. Revista COlombiana de Psiquiatría, 1-8.

17.Garcia, B. (2019). Antibiotic therapy for adults with neurosyphilis. Cochrane.

18.INEC. (2013). Anuario de Estadísticas Hospitalarias Egresos de Camas . Quito: DIRECCIÓN DE ESTADÍSTICAS SOCIODEMOGRÁFICAS.

19.Katz, A. R. (2019). Dermatologically challenging. INTERNATIONAL JOURNAL STD & ADIS.

20.Marra, C. (2015). Neurosyphilis. Continuum, 1714-1728.

21.OMS. (4 de JUNIO de 2019). OMS.Seray Külcü Çakmak. (2019). Syphilis: A great imitator. Clinics in Dermatology.

22.Skalnaya, A. (2019). Neurosyphilis in the modern era. Journal of Clinical Neuroscience, 67-73.

23.Yuan, S. (2018). Syphilitic aortic aneurysm. Zeitschrift für Rheumatologie.

CAPÍTULO 6

Melissa Dayana Mena Cabezas

Uretritis Gonococcal

Introducción

Las infecciones de transmisión sexual (ITS) son un importante problema de salud pública en todo el mundo, afectando la calidad de vida y causando morbilidad y mortalidad importante. Además, tienen un impacto indirecto a través de su papel en facilitar la transmisión sexual del virus de inmunodeficiencia humana (VIH). La OMS estima que cada día se adquieren más de un millón de ITS, en 2012, se reportaron 357 millones de casos nuevos de ITS curables, incluidos 78 millones de casos de gonorrea. (Adusarkodie S et al., 2016).

La gonorrea es una infección de transmisión sexual del epitelio que suele manifestarse como cervicitis, uretritis, proctitis y conjuntivitis. Si no se tratan, las infecciones de estas zonas pueden ocasionar complicaciones locales, como endometritis, salpingitis, absceso tuboovárico, bartolinitis, peritonitis y perihepatitis en la mujer; periuretritis y epididimitis en el varón y conjuntivitis gonocócica en el recién nacido. La gonococemia diseminada es un fenómeno infrecuente, cuyas manifestaciones comprenden lesiones cutáneas, tenosinovitis, artritis y en casos raros, endocarditis o meningitis. La Neisseria gonorrhoeae es un microorganismo gramnegativo, no móvil, que no forma esporas y crece aislado o en pares (es decir, en forma de monococo y diplococo, de manera respectiva). Es un agente patógeno exclusivo de seres humanos y posee en promedio tres copias de genoma por unidad cócica; esta poliploidía permite un alto nivel de variaciones antigénicas y de supervivencia del microorganismo en un hospedador. Los gonococos, como todas las restantes especies de Neisseria, son oxidasa positivos. Se diferencian de otras Neisserias por su capacidad de crecer en medios selectivos y de utilizar glucosa, pero no maltosa, sacarosa o lactosa. (Harrison, 2018)

En la actualidad la infección por Neisseria gonorrhoeae constituye la segunda infección de transmisión sexual (ITS) de etiología bacteriana más prevalente, después de la infección por Chlamydia trachomatis. Presenta una tasa de incidencia global de 19 por 1000 mujeres y 24 por 1000 hombres, con respecto a su prevalencia se estima que corresponde al 0.8% entre mujeres y 0.6% entre hombres de edad entre los 15 a 49 años, con la mayor prevalencia según la OMS en Regiones del Pacífico Occidental y África, la coinfección con Chlamydia trachomatis puede llegar hasta un 40%. (Adu-sarkodie S et al., 2016)

En Estados Unidos la uretritis gonocócica en hombres reporto cerca de 200,000 consultas por primera vez en el año 2003 y actualmente constituye la segunda causa más frecuente de ITS, con un total de 335,104 casos informados en el año de 2003, lo que representó una incidencia de 116.2 casos por 100,000 habitantes. (Figueroa R., 2013)

En Latinoamérica, la Universidad de Buenos Aires en el año 2014 realizo un estudio en el cual se menciona que la uretritis gonocócica ocupó el tercer lugar entre las infecciones de transmisión sexual luego de la sífilis y la infección por el virus del papiloma humano (HPV). (Diana D., 2016)

En Ecuador en el año 2011 del total de atenciones por ITS, el 96.6% corresponde a atenciones realizadas a mujeres y el 1.7% a atenciones en hombres, sobre todo en población joven, económicamente activa, en la región Costa seguido de la región Sierra. En este estudio se presentaron 92.342 casos de gonorrea que corresponden al 25.9%. Del total de estos casos, 5894 atenciones (1.7%) se agrupan dentro del síndrome de secreción uretral o uretritis gonocócica. Otro hallazgo importante es la coinfección con clamidia que puede llegar a un 80% en nuestro medio a diferencia del 40% referido por la OMS (MSP Ecuador, 2011).

El estudio realizado en el 2016 sobre prevalencia de Neisseria gonorrhoeae en mujeres en edad fértil de la parroquia de Tambillo, en el periodo octubre-diciembre 2015, demostró que la tasa de prevalencia fue de 17,38 por 10000 habitantes. (Palacios M., 2015)

Factores De Riesgo
Factor de riesgo es toda circunstancia o situación que aumenta las probabilidades de una persona de contraer una enfermedad o cualquier otro problema de salud. Dentro de las ITS los factores de riesgo se pueden agrupar en factores condicionantes biológicos, conductuales y sociales.

Factores Condicionantes Biológicos

Los principales son la edad, el sexo, el estado inmunológico del huésped y la virulencia del agente infeccioso.

Con respecto a la edad, la gonorrea es más frecuente en adolescentes y adultos jóvenes. De acuerdo al sexo se presenta mayormente en mujeres puesto que la mucosa vaginal y el tejido cervical en las mujeres jóvenes son inmaduros, pero también es importante mencionar que en el climaterio debido a los cambios hormonales que presentan también aumentan su vulnerabilidad a las ITS.

A parte de las causas conocidas que pueden afectar el estado inmunológico, la menstruación y el embarazo son dos causas importantes de esto y que usualmente se olvidan en la entrevista médico paciente.

Factores conductuales. (Tobar R. et al., 2010)
- Cambiar frecuentemente de parejas sexuales.
- Tener más de una pareja sexual.
- Tener contactos sexuales con parejas "casuales".
- Tener contactos sexuales con penetración sin protección.
- Haber tenido una ITS durante el último año aumenta el riesgo de volver a contraer la infección si no han cambiado las conductas sexuales.
- El uso de alcohol u otras drogas antes o durante el contacto sexual disminuye la percepción del riesgo y el uso del condón.

Factores sociales. (Tobar R. et al., 2010)
- Conocimientos limitados sobre la prevención de las ITS.
- Limitado acceso al uso de condones masculinos y femeninos.
- Poca capacidad de negociación del uso del condón por parte de la mujer.
- Baja percepción del riesgo y uso inadecuado del condón.
- Actitudes machistas que dificultan el uso de condón en varones.
- Violencia sexual.
- Iniciación precoz de relaciones sexuales.
- Dependencia económica y social de las mujeres.
- Migración interna y externa.
- Concentración de las poblaciones en las ciudades.

• Cambios de valores y costumbres sexuales.
• Actitud permisiva de la sociedad para tolerar a los varones con múltiples parejas sexuales.

Diagnóstico
El diagnóstico se establecerá ante la clínica, exploración física y técnicas diagnósticas. (Blanco L. et al., 2017)

Diagnóstico Clínico
Periodo de incubación en hombres: De 2 a 5 días presentando una uretritis aguda.
Periodo de incubación en mujeres: De 5 a 10 días siendo la ausencia de síntomas específicos la principal causa de propagación de la enfermedad. (Palacios. M., 2015)

Presentación Clínica
La infección gonocócica sin complicaciones es sintomática hasta en el 90% de los casos. Un caso típico de uretritis gonocócica presenta un inicio agudo con secreción uretral escasa y mucoide para luego ser francamente purulenta y abundante en menos de 24 horas, de presentación transuretral, con disuria y sensación de ardor en la uretra distal. En la exploración, además del exudado, se suele observar eritema y edema del meato uretral. (Figueroa R., 2013)

Hombres: Se caracteriza por una secreción uretral blanquecina, a veces mucoide, puede acompañarse de disuria, edema del pene y meato urinario.

Cuando la infección no es tratada a tiempo suele presentarse hipersensibilidad y dolor peneano más intenso, disuria y secreción purulenta. A medida que la infección se disemina a la cara posterior de la uretra, el paciente puede presentar polaquiuria y tenesmo vesical. (Morris S. 2020).

Mujeres: Es asintomática en la mitad de los casos. Sin embargo, cuando presentan síntomas suelen ser no específicos como flujo vaginal anormal, disuria, dolor abdominal bajo y dispareunia.

Las manifestaciones poco frecuentes son: secreción mucopurulenta endocervical u otros signos de cervicitis, edema del área, sangrado cervical y alteraciones en la menstruación.

Diagnóstico Diferencial

El diagnóstico diferencial se puede pensar cuando existen otras manifestaciones clínicas añadidas como fiebre, escalofríos, dolor perineal, dolor genital y síntomas urinarios. Entre estos tenemos: infección urinaria, epididimitis, orquitis y prostatitis.

Además, se debe realizar el diagnóstico diferencial con infección por Chlamydia trachomatis ya que la clínica es muy parecida. Debido a que el cultivo no se puede efectuar con facilidad se recomienda contar con pruebas diagnósticas basadas en reacciones antigénicas.

Otro diagnóstico diferencial a realizar es con micoplasmas genitales ya que ocasionan uretritis inespecífica. En hombres se ha logrado aislar Micoplasma genitalium hasta en un 20% en uretritis recurrente, por lo cual es importante pensar en esta entidad.

Diagnóstico por Laboratorio

Las principales técnicas diagnósticas son:
- Examen microscópico por tinción de gram o azul de metileno.
- Cultivo
- Técnicas de amplificación de ácidos nucleicos (TAAN)

Examen microscópico por tinción de Gram

La observación en una muestra de secreción uretral de diplococos gramnegativos en el interior de 2 o más polimorfonucleares por campo establece el diagnóstico de uretritis gonocócica en el hombre con una buena sensibilidad (> 95%) y especificidad. En infecciones asintomáticas en hombres la tinción Gram solo es positiva en un 50 a 70%. (Adu-sarkodie S et al., 2016).

En las mujeres no es recomendable realizar la tinción Gram debido a problemas en su interpretación por lo cual se recomienda realizar cultivos.

Cultivo

Los cultivos microbiológicos de N. gonorrhoeae tienen una sensibilidad del 85 al 95% para infección uretral y endocervical. Los que se utilizan con mayor frecuencia son el agar Thayer-Martin, Martin-Lewis o medio New York City. El cultivo permite establecer el diagnóstico definitivo a través del aislamiento y la identificación del microorganismo, con la ventaja de permitir realizar estudios de sensibilidad antimicrobiana y posterior monitorización de resistencias antimicrobianas. La toma de muestra uretral se realiza al menos 1 hora después de que haya orinado el paciente, mediante la recolección de la secreción directamente con un hisopo. En caso de no evidenciar secreción, en los hombres se presiona la uretra hacia el orificio para tratar de evacuarla (maniobra de ordeño). Si no se obtiene ninguna secreción, se debe introducir un hisopo delgado 2 o 3 cm en la uretra y rotar suavemente durante 5 a 10 segundos. En las mujeres, se debe procede a realizar un masaje de la uretra contra la sínfisis pubiana y usar la misma técnica que en los hombres. Posteriormente las placas se deben incubar de 24 a 72 horas a temperatura entre los 35-37 °C y con una atmósfera al 5% de CO_2. Con respecto a la accesibilidad, es más complicado de realizar debido a las condiciones especiales y al tiempo de duración de la prueba.

Esta técnica es recomendada realizarla en caso de infección persistente, sospecha de fracaso terapéutico y en mujeres.

Técnicas de amplificación de ácidos nucleicos (TAAN)

Las técnicas de amplificación de ácidos nucleicos permiten detectar infecciones urogenitales en una variedad de muestras como orina, secreción vulvovaginal, cervical e hisopos uretrales. Estas técnicas tienen alta sensibilidad, la misma que puede ser más del 90% si la recolección de la muestra es adecuada.

Las ventajas que presentan estas técnicas son la realización tanto en hombres como en mujeres con y sin síntomas, ya que se ha demostrado que son coste-eficaces. Además, detectan microorganismos no viables, aumentando así la sensibilidad y facilitando la recogida, el transporte y el procesamiento de las muestras. Se la puede utilizar como test de curación, pero se recomienda esperar 2 semanas desde la finalización del tratamiento.

Otros métodos diagnósticos como serología y los enzimoinmunoanálisis carecen de utilidad para el diagnóstico de la infección gonocócica.

Dado que las pruebas de diagnóstico de laboratorio no están disponibles en la mayoría de los países, a menudo se hace el diagnóstico clínicamente, basado en la presencia de síntomas tales como secreción vaginal y uretral. (Morris S. 2020)

Figura 1.

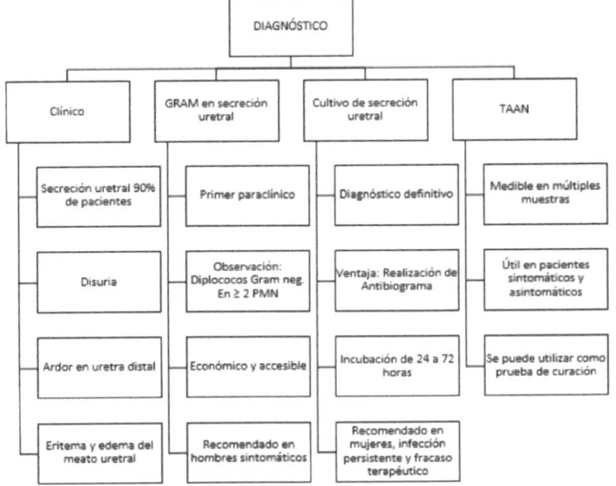

Diagnóstico Epidemiológico
Criterio epidemiológico:
Un contacto sexual o transmisión vertical con un caso confirmado.

Clasificación de los casos
Caso sospechoso: No procede.

Caso probable: Persona que satisface los criterios clínicos y epidemiológicos.

Caso confirmado: persona que satisface los criterios de laboratorio.

Complicaciones

La gonorrea no deja una inmunidad duradera, ya que una persona puede presentar varias infecciones a lo largo de su vida; debido a la incapacidad del sistema inmune del ser humano de dar una respuesta eficiente contra N. gonorrhoeae, ya que esta bacteria puede cambiar sus antígenos de superficie (pilii), dando lugar a cerca de un millón de variantes antigénicas. Es decir, el riesgo de complicaciones aumenta con la infección repetida. (Figueroa R. 2013)

Para Adu-sarkodie "En hombres cuando la infección no es tratada correctamente puede conducir a epididimitis, estenosis uretral e infertilidad. Sin embargo, las infecciones repetidas, aunque hayan sido tratadas correctamente pueden dar lugar a complicaciones más importantes, causadas por diseminación transluminal desde la uretra, estas son: orquiepididimitis, prostatitis y vesiculitis seminal, las mismas que pueden evolucionar a una prostatitis crónica" (2016, p 10).

En varones no circuncidados puede apreciarse balanitis. La secreción uretral es más evidente cuando han pasado al menos 2 h desde la última micción. (Palacios M. 2015)

En mujeres como la mayoría de casos pasan desapercibidos pueden conducir a graves complicaciones como enfermedad inflamatoria pélvica, incluyendo endometritis, salpingitis y absceso tubo-ovario, además de favorecer el embarazo ectópico y la esterilidad. En embarazadas pueden causar parto prematuro y transmitir la enfermedad a su hijo en el útero o durante el parto. (Palacios, M. P. 2015).

Tratamiento

"El tratamiento tiene como objetivo eliminar la infección, evitar las complicaciones y reducir el período con capacidad de transmisión a las parejas sexuales y al recién nacido en mujeres gestantes, por lo tanto, tiene un beneficio clínico y de salud pública, lo que justifica instaurar un tratamiento empírico ante un diagnóstico de uretritis". (Barberá, 2019 p 461)

Existen además razones epidemiológicas para iniciar tratamiento médico como son: infección confirmada en un contacto sexual reciente, madre de un niño acabado de nacer con infección confirmada y considerar el tratamiento después de una agresión sexual.

Para el primer nivel de atención se recomienda la toma de muestra de secreción uretral para análisis si hubiera el equipo de diagnóstico microbiológico; esta muestra debe ser tomada con un hisopo estéril al menos 1 hora después de que haya orinado el paciente, sino se evidencia la secreción, en los hombres se debe presionar la uretra hacia el orificio para tratar de evacuarla (maniobra de ordeño). Si no se obtiene ninguna secreción, se debe introducir un hisopo delgado 2 o 3 cm en la uretra y rotar suavemente durante 5 a 10 segundos. En las mujeres, se debe procede a realizar un masaje de la uretra contra la sínfisis pubiana y usar la misma técnica que en los hombres. En Ecuador se puede realizar el examen microscópico por tinción de Gram, recordando añadir tratamiento para clamidiasis debido a que la coinfección es frecuente en nuestro medio, sin embargo, de no existir el equipo adecuado se debe iniciar tratamiento empírico en consulta. Otra de las razones para iniciar tratamiento empírico es en pacientes con múltiples factores de riesgo y en aquellos que usualmente no regresarían a recoger los resultados de laboratorio. Este ambiente donde no existen facilidades adecuadas para establecer el diagnóstico de esta enfermedad, junto con una prevalencia alta y la no regulación de venta de medicamentos más tratamientos incompletos suelen ser motivo para la aparición de resistencia antimicrobiana.

En la Tabla 1 y 2 se describen los niveles de evidencia y grados de recomendación de una opción terapéutica particular para el tratamiento de la uretritis gonocócica, las cuales han servido en la elaboración de este capítulo.

Tabla 1. Niveles de Evidencia

Nivel de evidencia A	Datos procedentes de múltiples ensayos clínicos aleatorizados o metanálisis
Nivel de evidencia B	Datos procedentes de un único ensayo clínico aleatorizado o de grandes estudios no aleatorizados
Nivel de evidencia C	Consenso de opinión de expertos y/o pequeños estudios, estudios retrospectivos, registros

Tabla 2. Clases de Recomendación.

Grados de recomendación	Definición	Expresiones Propuestas
Clase I	Evidencia y/o acuerdo general en que un determinado procedimiento diagnóstico-tratamiento es beneficioso, útil y efectivo	Se recomienda/ está indicado
Clase II	Evidencia conflictiva y/o divergencia de opinión acerca de la utilidad/eficacia del tratamiento	
Clase IIa	El peso de la evidencia/opinión está a favor de la utilidad/eficacia	Se debe considerar
Clase IIb	La utilidad/eficacia está menos establecida por la evidencia/opinión	Se puede recomendar
Clase III	Evidencia o acuerdo general en que el tratamiento no es útil/efectivo y en algunos casos puede ser perjudicial	No se recomienda

Se recomienda iniciar tratamiento sindrómico en la primera visita en pacientes en los que no se pueda asegurar el seguimiento (C-III). (Blanco L., et al., 2017)

En el caso de infección por gonococo y debido a la creciente resistencia a cefalosporinas y los fallos de tratamiento detectados, se recomienda el tratamiento dual como elección ante las infecciones gonocócicas no complicadas (B-II). (Blanco L., et al., 2017)

Las parejas sexuales del paciente de los 2 meses previos deberán ser evaluadas y tratadas con el mismo régimen que el paciente, aconsejándose abstinencia sexual hasta la finalización del tratamiento y desaparición de los síntomas (C-III) (Blanco L., et al., 2017)

En Ecuador según la Guía de Atención Integral de las Infecciones de

Transmisión Sexual 2010, la uretritis gonocócica se encuentra dentro del síndrome de secreción uretral y su tratamiento es concomitante con clamidiasis, puesto que estos microorganismos coexisten de manera frecuente. El tratamiento se resume en la Tabla 3 y 4 y se debe realizar en lo posible observado por el personal de salud.

Tabla 3. Tratamiento de elección.

Tratamiento de primera línea	Ciprofloxacina 500 mg vía oral, dosis única
	+
	Azitromicina 500 mg, 2 tabletas en dosis única

Tobar R. et al., (2010). Guía de Atención Integral de las Infecciones de Transmisión Sexual 2010. Organización Panamericana de la Salud, p 28.

Tabla 4. Tratamientos alternativos.

Para Gonorrea +	Ceftriaxona 250 mg28 vía intramuscular, dosis única
	o
	Espectinomicina 2 g, vía intramuscular, dosis única
	o
	Gentamicina 280 mg vía intramuscular, dosis única.
Para Clamidia	Doxiciclina 100 mg, vía oral, cada 12horas por 7 días
	o
	Tetraciclina 500 mg, vía oral, cada 6 horas por 7 días
	o
	Eritromicina 500 mg, vía oral, cada 6 horas por 7 días

Tobar R. et al., (2010). Guía de Atención Integral de las Infecciones de Transmisión Sexual 2010. Organización Panamericana de la Salud, p 28.

En caso de presentar alergia a las cefalosporinas se puede utilizar: gentamicina 240 mg intramuscular más azitromicina 2 gramos vía oral en dosis única. (Morris S. 2020)

La OMS en el año 2016 publica la Guía para el tratamiento de Neisseria Gonorrhoeae con las siguientes recomendaciones que se escriben en la Tabla 5 y 6.

Tabla 5. Infecciones genitales no complicadas (cuello uterino, uretra) y anorrectales gonocócicas en adultos y adolescentes, pacientes con VIH y en hombres que tienen sexo con hombres (HSH).

Indicación	Intervención	Alternativa
Adultos y adolescentes VIH positivos, HSH con infección gonocócica no complicada	Ceftriaxona ≥ 250 mg intramuscular x 1	Terapia individual:
		Azitromicina 1–2 gramos vía oral x 1
		Cefixima 400 mg vía oral x 1
		Cefixima 800 mg vía oral x 1
		Gentamicina 240 mg intramuscular x 1
		Espectinomicina 2 g intramuscular x 1
		Terapia dual versus terapia única:
		Múltiples combinaciones de cefixima + doxiciclina (o azitromicina) versus cefixima sola
		Múltiples combinaciones de ceftriaxona + doxiciclina (o azitromicina) versus ceftriaxona sola

Adu-sarkodie S. et al., (2016). Who Guidelines for the Treatment of Neisseria Gonorrhoeae, p 34.

Tabla 6. Infecciones gonocócicas genital (cuello uterino, uretra) y anorrectales sin complicaciones en mujeres embarazadas (cuello uterino, uretra).

Indicación	Intervención	Alternativa
Embarazadas con infección gonocócica genital y anorrectal sin complicaciones	Ceftriaxona ≥ 250 mg intramuscular x 1	Terapia individual:
		Cefixima 800 mg vía oral x 1
		Cefixima 400 mg por vía oral x 2
		Azitromicina 1–2 g por vía oral x 1
		Cefixima 400 mg por vía oral x 1
		Terapia dual versus terapia única:
		Cefixima + azitromicina versus cefixima sola
		Ceftriaxona + azitromicina versus ceftriaxona sola

Adu-sarkodie S. et al., (2016). Who Guidelines for the Treatment of Neisseria Gonorrhoeae, p 35.

Medidas Preventivas

Entre las medidas de prevención tenemos el diagnóstico y tratamiento oportunos, lo cual va de la mano con la educación sanitaria sobre modo de transmisión y síntomas de esta enfermedad. Al encontrarnos con esta enfermedad debemos como personal de salud buscar otras enfermedades de transmisión sexual, en particular VIH. (Protocolo de vigilancia epidemiológica de Infección gonocócica. 2016)

Revisar el carnet de vacunación es un punto fundamental, sobre todo frente a hepatitis B, en caso de tener ausente esta vacuna o esquema incompleto se deberá vacunar.

Se debe dar tratamiento a las parejas sexuales y recomendar evitar las relaciones sexuales hasta que hayan completado el tratamiento y estén asintomáticos.

Las medidas de Salud Pública incluyen: "1) mejorar los sistemas de notificación de casos, para conocer cifras más reales de la prevalencia de esta infección, 2) facilitar el acceso a los sistemas de salud para la población, 3) establecer programas de escrutinio, que permitan diagnosticar pacientes con infecciones subclínicas, 4) incrementar la efectividad de los tratamientos con esquemas de administración más sencillos que incrementen el cumplimiento terapéutico y 5) establecer programas de educación sexual y de información sobre las ITS, a los que tenga acceso la mayoría de la población". (Figueroa, 2013, p 121)

1.Adu-sarkodie S, Amato A., Bolan G., Changalucha J., García F., Hawkes S., Holmes K., Lewis D., Steen R., Unemo M., Wasserheit J., Wong T., ... Workowski K. (2016). Who Guidelines for the Treatment of Neisseria Gonorrhoeae. Department of Reproductive Health and Research World Health Organization. 1 – 64.

2.Barberá M. y Serra-Pladevall J. (2019). Infección gonocócica: un problema aún sin resolver. Enferm Infecc Microbiol., 37(7), 458–466. https://www.elsevier.es/ es-revista-enfermedades-infecciosas-microbiologia-clinica-28-avance-resumen-infeccion-gonococicaun-problema-aun-S0213005X19300023

3.Diana García D., Hugo Casco R., Olga Losada M., Perazzi C., Vay A., Famiglietti A. Estado actual de la gonorrea. (2016). Revista de la Asociación Médica Argentina, 129(2), 6 – 9.

4.Palacios, M. P. (2015). Prevalencia de neisseria gonorrhoeae en mujeres en edad fértil de la parroquia de Tambillo, en el periodo octubre- diciembre 2015. [trabajo de titulación, Universidad Central del Ecuador. Repositorio Institucional UN. http://www.dspace.uce.edu.ec/handle/25000/11339

5.Figueroa-Damián R. (2013). Uretritis gonocócica. Perinatol Reprod Hum 27(2), 113-122. https://www.medigraphic.com/pdfs/inper/ip-2013/ip132g.pdf

6.Ministerio de Salud Pública del Ecuador. VIH/Sida e Infecciones de Transmisión Sexual en ECUADOR. (2011). Estrategia Nacional de VIH/Sida-ITS, p 1 – 12.

7.Harrison: Principios de Medicina Interna, 17ª Edición (2018). McGraw Hill Interamericana de España 1998.

8.Tobar R., Tamayo S., Cárdenas M., Centeno J., Fernández T. Loor M., Morales L., Moya W., Ordóñez M., Palomeque J., Pérez F., Pesántez M., Remache W., Rivadeneira G., Sánchez G., Soria E., Vaca J., Zambrano L. (2010). Guía de Atención Integral de las Infecciones de Transmisión Sexual 2010. Organización Panamericana de la Salud, p 1 – 84.

9.Blanco L., Blanco J., Camino X., Curran A., Merchante A., Díaz A., Fernández C., Gil L., Hidalgo C., López J. Margall N., Otero L., Prieto L. Muñoz E., Puerta T., Pueyo I., Vázquez F., Viñuela M. (2017). Documento de Consenso sobre Diagnóstico y Tratamiento de las Infecciones de Transmisión Sexual en Adultos, Niños y Adolescentes. GESIDA, p 1 – 105.

10.Morris S. (2020). Gonorrea. Manual MSD versión para profesionales. https:// www.msdmanuals.com/es-ec/professional/enfermedades -infecciosas/ enfermedades-de-transmisión-sexual-ets/gonorrea#

11.Ministerio de Salud – Chile. (2016, 20 de mayo). Norma de Profilaxis, Diagnóstico y Tratamiento de las Infecciones de Transmisión Sexual (ITS). (Norma General Técnica Nº187). www.minsal.cl

12.Protocolo de vigilancia epidemiológica de Infección gonocócica. (2016). Servicios de Extremeño de Salud. https://www.areasaludbadajoz.com/ SALUD_PUBLICA/E

13.PIDEMIOLOG%C3%8DAprotocolo_infeccion_gonococica_2016_extremadura 1.pdf

14.Tratamiento de la Infección Gonocócica en Atención Primaria. https:// www1aria.comimagesimagenes_subidasTratamiento_de_la_infeccion_gonococic a_en_la_atencion_primaria.pdf

15.Recomendaciones para el Tratamiento de la Uretritis y Cervicitis en el Primer Nivel de Atención. Ministerio de la Salud y Desarrollo Social Argentina. http:// www.msal.gob.ar/images/stories/bes/graficos/0000001720cnt-recomendaciones-uretritis-cervicitis.pdf

CAPÍTULO 7

Dayse Alexandra Meza Córdova
Uretritis Por Chlamydia

Introducción

Uretritis se define como la infección de la uretra, de tipo multifactorial, caracterizada por la presencia de secreción mucoide o purulenta. Los principales agentes etiológicos responsables son Chlamydia trachomatis y Neisseria Gonorrhoeae, consecuentemente se han propuesto la denominación de uretritis gonocócica y no gonocócica. (Vasco, Jácome, Masache et ál., 2016). La uretritis no gonocócica se detalla como una infección producida en la uretra, que ha sido ocasionada por algún agente que no sea la gonorrea.

La uretritis es considerada una de las enfermedades de transmisión sexual más frecuentes en el mundo. Aproximadamente se notifican 131 millones de casos por año. (Huneeus-Vergara, et ál., 2018).

Epidemiología

En Ecuador, se realizó un estudio en el año 2016, en el servicio de Adolescentes del Hospital Gineco-Obstétrico Isidro Ayora en la ciudad de Quito, el cual reportó una prevalencia (41,8%) de C. trachomatis en mujeres adolescentes, evidenciando una prevalencia mayor en relación con estudios similares realizados en otros países de Latinoamérica. Se ha demostrado que la alta presencia de C. trachomatis tiene asociación importante con enfermedad pélvica inflamatoria (EPI), embarazo ectópico, y esterilidad por cicatrización. Adicionalmente, C. trachomatis es un cofactor para la infección por Virus de Inmunodeficiencia Humana (HIV) y no brinda inmunidad sostenida. (Vasco, Jácome, Masache et ál., 2016)

Se estima que entre el 8- 10% de los casos de infecciones por C. Trachomatis y el 20% de los casos N. gonorrhoeae diagnosticados progresan a Enfermedad Pélvica Inflamatoria (EPI). Adicionalmente, entre el 10 al 23 % de mujeres con infección por C. trachomatis y el 15% con N. gonorrhoeae desarrollan infección del tracto genital superior después de un aborto inseguro. (MSP Ecuador, 2011).

Etiología
C. trachomatis

Es un bacilo Gram negativo que pertenece al género Chlamydia, familia

Chamidiaceae, orden Chlamidiales. Es un patógeno intracelular obligado que infecta sólo a humanos; causante de infecciones de transmisión sexual. La mayoría de los pacientes que presentan infección genital ignoran su afección (50%), ya que es con frecuencia es de tipo asintomática. (Witkin, et ál., 2017)

Las bacterias del género Chlamydia están constituidas por ADN y ARN, ribosomas similares a los de las bacterias Gram negativas y pared celular, pero tienen un ciclo vital que transcurre en el interior de las células. C trachomatis tiene los serotipos D a K que son los responsables de la uretritis por transmisión sexual. Su periodo de incubación puede durar de 10-15 días, sin embargo puede ser muy variable. (Witkin, et ál., 2017)

Fisiopatología
Su forma infectante denominada cuerpo elemental, está adaptada a la vida extracelular. Una vez alcanza a un huésped adecuado se adhiere a la superficie de determinados tejidos, generalmente epitelios columnares o transicionales, y penetra en las células de estos por medio de un fagosoma. Cuando lleva unas cuantas horas en el interior de las células se transforma en el denominado cuerpo reticulado, que está adaptado a la vida intracelular. En dicho lugar experimenta repetidas divisiones binarias hasta ocupar la mayor parte de la célula y adoptar el conjunto de microorganismos una morfología peculiar conocida con el nombre de cuerpos de inclusión los cuales podemos evidenciar en histopatología, la cual es resistente a la acción de los lisosomas. Varias horas más tarde los cuerpos reticulados, todavía en el interior las inclusiones, se transforman en cuerpos elementales. Finalmente, las inclusiones se rompen y liberan al exterior de la célula nuevos cuerpos elementales, que pueden contagiar a otras células y a otros huéspedes, e inician de ese modo un nuevo ciclo vital. (Witkin, et ál., 2017)

La transmisión de C. trachomatis es producida por relación directa durante el contacto sexual o al durante el nacimiento, a través del canal de parto. Los recién nacidos expuestos pueden desarrollar conjuntivitis y neumonía. Igualmente, se ha informado un aumento en la mortalidad perinatal en las madres con infección por C. trachomatis en comparación con no infectados. (Witkin, et ál., 2017).

Factores de Riesgo

Los factores de riesgo asociados a uretritis por C. trachomatis que se presenta con mayor frecuencia son:

- Género: es más frecuente en hombres y la cervicitis es más común entre las mujeres.
- Edad: 15 a 25 años.
- Las relaciones sexuales sin protección
- Historial de enfermedades de transmisión sexual.
- Múltiples parejas sexuales (Lanjouw, et al., 2015).

Por lo general, son más susceptibles menores de 25 años, sin uso del preservativo y nuevas o múltiples parejas por año (Zamboni, Ralph, García and Cuello, et ál., 2016).

Diagnóstico

El diagnóstico se establecerá ante la clínica y exploración física compatible, confirmando a través de métodos moleculares de detección de ADN y cultivo de exudado uretral o cervical. Realización de antibiograma y estudio de sensibilidades antibióticas. (Recomendación I-A) (Mishori, Mcclaskey, and Winklerprins et ál., 2012).

Los signos síntomas que presentan la uretritis por C. trachomatis requiere un diagnóstico preciso. (Ito, Hanaoka, Shimuta and Seike, et ál., 2016). Por lo tanto, se podría considera lo siguiente:

Diagnóstico Clínico

Las uretritis por C. trachomatis se caracterizan por presentar inflamación uretral, cursando con disuria, secreción uretral mucopurulenta y tenesmo vesical como síntomas más frecuentes.

Las cervicitis por el contrario, frecuentemente son asintomáticas, siendo sus principales signos la presencia de exudado cervical mucopurulento o el sangrado cervical durante las relaciones sexuales. (Ito, Hanaoka, Shimuta and Seike, et ál., 2016).

En los pacientes con presencia de C. trachomatis, los signos y síntomas más frecuentes son secreción uretral transparente, seromucosa, moderada e intermitente en un 50% de los hombres con uretritis y disuria (59%), ambos asociadas con el diagnóstico médico de uretritis. Alrededor del 20% de los casos se presenta una coinfección con Neisseria gonorrhoeae. (Zamboni, Ralph, García and Cuello, et ál., 2016).

La mayoría de las personas con uretritis casi nunca presentan otros signos o síntomas. Efectivamente, solo el 4% de los pacientes con uretritis informaron la presencia de inflamación genital, escozor, u otro síntoma, que no estaban relacionados con la uretritis o eran parte de los síntomas de otro diagnóstico no relacionado con la uretritis. (Jordan, Aaron, Schwebke, Van Der Pol, and Edward W. Hook III et ál., 2018).

Tabla 1.

| **Signos y síntomas de Uretritis por C. *trachomatis*** ||
HOMBRES	**MUJERES**
Disuria de menor intensidad que en la uretritis gonocócica.	Incremento de la secreción mucosa o mucopurulenta.
Irritación en glande.	Molestia durante las relaciones sexuales (dispareunia).
Salida de exudado claro o mucopurulento por el meato uretral.	Pequeños sangrados por vagina tras coito o de forma espontánea.
Dolor testicular.	Disuria y eritema del meato.
Epididimitis.	Aumento de la frecuencia urinaria: Polaquiuria y urgencia miccional.
	Secreción uretral purulenta.

Jordan., Aaron, Schwebke., Van Der Pol, and Hook, et ál., 2018, Defining the Urethritis Syndrome in Men Using Patient Reported Symptoms. Sex Transm Dis. 45(7): e40–e42.

Diagnóstico Diferencial

La uretritis producida por C. Trachomatis ha tenido un incremento mayor en su incidencia de presentación. Durante muchos años, la importancia de esta bacteria fue identificada, por ser el agente etiológico de enfermedades como linfogranuloma venéreo y tracoma. Sin embargo, en los últimos años esta infección se conoció al identificarse a C. trachomatis como uno de los principales agentes de uretritis inespecífica. (Moi, et ál., 2015).

Actualmente, C. trachomatis es conocido como uno de los agentes de transmisión sexual más frecuentes. Una de las posibles causas de incremento en el número de infecciones por C. trachomatis, es la presentación de síntomas leves o enfermedad subclínica en múltiples pacientes, por lo que no reciben atención médica ni tratamiento adecuado. Por lo tanto, es frecuente identificar la infección por C. trachomatis se confunda con casos ocasionados por N. gonorrhoeae. (Moi, et ál., 2015).

Se presenta a continuación las causas infecciosas y no infecciosas para diagnóstico diferencial de Uretritis por C. trachomatis:

Tabla 3. Principales diagnósticos diferenciales

Moi1, H., Blee, K. and Horner, P., et ál., 2015. Management of non-gonococcal urethritis. BioMedCentral Infectious Diseases 15:294.

Exámenes complementarios
Método de detección de ADN:
Sensibilidad de 98-100%.

La PCR (Reacción en Cadena de la Polimerasa) o NAAT, es conocida como la técnica de amplificación de ácidos nucléicos, es una técnica con una sensibilidad y especificidad superior al del resto de técnicas de detección de Clamidia, por lo que se ha transformado en el modelo de referencia para la determinación de las infecciones por esta bacteria. La sensibilidad de estas pruebas permite detectar la presencia de alrededor de 20-50 bacterias en la reacción de PCR. Por tal razón, esta prueba es la recomendada para diagnosticar clamidia en casos de infecciones asintomáticas que presentan carga bacteriana relativamente baja. Para muestras genitales la sensibilidad del diagnóstico por PCR es del 99%, que es superior al que es bastante superior a cultivo y las pruebas de detección de antígeno. (Mishori, Mcclaskey, and Winklerprins et ál., 2018).

Con esta técnica, la muestra que se utiliza para detectar infecciones de la uretra en hombres es orina. Esto reduce las molestias al no tener que recurrir a hisopos para la recogida de exudado uretral. Es necesario no haber orinado al menos dos horas antes de la toma de la muestra (Recomendación I-A). (Sociedad Española de Enfermedades Infecciosas y Microbiología Clínica, 2015).

Condiciones de la muestra:
– Los hisopados uretrales, vaginales o endocervicales, deben colocarse en tubo seco estéril, no debe utilizarse medio Roswell Park Memorial Institute (RPMI).
– 1º chorro de orina o Semen deben recolectarse en un colector que se encuentre estéril.
En un máximo de 24 horas, esta técnica permite tener los resultados, aunque existe la posibilidad en solo 90 minutos. (Sociedad Española de Enfermedades Infecciosas y Microbiología Clínica, 2015).

Cultivo celular:
Debido a la aparición de nuevos y actualizados métodos diagnósticos más

fáciles de usar, rápidos y ultra sensibles, el cultivo celular ha quedado relegado, con utilidad en estudios forenses o epidemiológicos. (Blanco L. et al., 2017)

Una prueba de frotis de cuello uterino o de uretra en hombres. La muestra debe contener células epiteliales. (Blanco L. et al., 2017)

Los métodos de cultivo presentan grandes inconvenientes, son difíciles de estandarizar y necesitan varios días de incubación (3-7 días), adicionalmente se requiere personal capacitado.   (Sociedad Española de Enfermedades Infecciosas y Microbiología Clínica, 2015).

Método de detección de antígenos:
Sensibilidad de 80-90%. Especificidad 96-100%.
Sencilla y rápida.

Es necesaria una concentración de 100000 bacterias en el dispositivo. Si la infección es reciente o se presenta de forma asintomática seguramente no se llega a esta concentración de microorganismo por lo que el test rápido de clamidia puede no detectar la infección. El periodo ventana para la realización de este test es de alrededor de 2 semanas.

Es importante recordar que la sensibilidad de este tipo de pruebas es realmente inferior a la PCR, alrededor del 80-90% para muestras genitales. (Sociedad Española de Enfermedades Infecciosas y Microbiología Clínica, 2015).

Inmunofluorescencia directa, enzimoinmunoanálisis (EIA)
La tinción de Gram no sirve para detectar la clamidia, pero es útil para el diagnóstico de Uretritis no gonocócica.   (Recomendación I-B). (Sociedad Española de Enfermedades Infecciosas y Microbiología Clínica, 2015).

Es importante recordar que la toma de muestra endoureteral un importante lugar en el detección y diagnóstico de la uretritis, la misma que ha sido reemplazada por las técnicas de biología molecular, que se caracterizan por no ser dolorosas y más sensibles. (Recomendación I-C).

Por lo tanto, el procedimiento a seguir en un paciente con uretritis sin secreción es:

1. Toma de muestra del 1er chorro de orina para PAAN en busca de Neisseria Gonorrhoeae y Chlamydia Trachomatis.
2. Un ECBO también es recomendado de manera periódica.

Es importante contemplar la necesidad de realizar los siguientes exámenes complementarios, independientemente de la clase de uretritis a tratar se pretende buscar una infección de transmisión sexual asociada (Recomendación I-B):

- Serología de VIH -1+2
- Prueba Treponémica
- Prueba de hemaglutinación para Treponema Pallidum [TPHA]
- Prueba de Aglutinación en látex para Treponema Pallidum [TPLA]
- Serología para T. Pallidum
- Serología para Hepatitis B y C
- En presencia de signos sistémicos: Hemocultivo, hemograma y proteína C reactiva

Figura 2. Conducta práctica ante una uretritis.

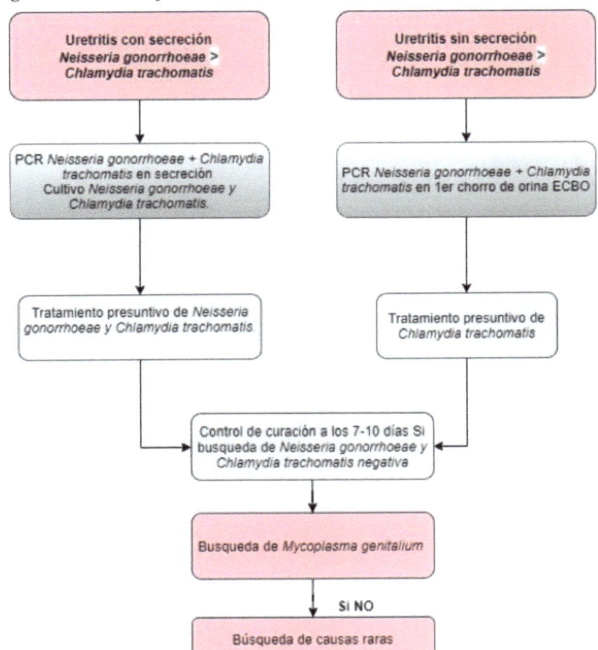

Dauendorffer, J. H., Chanal, J. Janier and M. Fouéré S. et ál., 2020. Tratamiento de las Uretritis. Volumen 52. EMC- Urología.

La naturaleza asintomática de esta enfermedad ha provocado que se produzca una demora en el inicio del tratamiento, llevando a un aumento en el riesgo de complicaciones y de transmisión a la pareja. Actualmente la CDC (Center for Disease Control and Prevention, EEUU) recomienda realizar un screening anual para todas las mujeres sexualmente activas menores de 25 años o para todas las mujeres mayores de 25 años que presenten riesgo de infección por nuevas o múltiples parejas sexuales sobretodo sin uso de anticonceptivo de barrera. (Barrow, Ahmed, Bolan and Workowski, et ál., 2020).

Tratamiento
Esquema De Tratamiento
Terapia antimicrobiana activa.
Terapia dirigida o empírica para la infección gonocócica concomitante, si corresponde.
Pruebas para otras infecciones de transmisión sexual, ya que la infección con una aumenta el riesgo de coinfecciones.
Discusión de la necesidad de la prueba del VIH, si no se conoce el estado del VIH.
Tratamiento de parejas sexuales (Barrow, Ahmed, Bolan and Workowski, et ál., 2020).

Tratamiento de la infección por Clamidia Genital NO complicada
La mayoría de las infecciones genitales por chlamydia no complicadas son asintomáticas en hombres y mujeres. Estas infecciones sólo se pueden encontrar después de la detección, pero deben tratarse con prontitud como se sugiere a continuación:

Selección de antibióticos
Eficacia antibiótica: para ser considerado efectiva para una infección de transmisión sexual, el Centro de Control y Prevención de Enfermedades (CDC) de los Estados Unidos ha recomendado que un agente antibiótico logre una cura microbiológica en más del 95 por ciento de los pacientes tratados. La cura microbiana es un parámetro más confiable para la eficacia del medicamento que la curación clínica. (Barrow, Ahmed, Bolan and Workowski, et ál., 2020).

Para C. trachomatis, su ciclo de vida único también limita la amplitud de agentes efectivos. La forma infecciosa del organismo, el cuerpo elemental extracelular, es metabólicamente inerte y resistente a la muerte. Consecuentemente, los antibióticos deben dirigirse a las fases intracelulares e intravacuolares secuestradas del ciclo de vida de este patógeno. Por lo tanto, se deben usar antibióticos con excelente penetración intracelular. (Barrow, Ahmed, Bolan and Workowski, et ál., 2020).

Igualmente, las concentraciones de antibióticos deben estar presentes durante todo el ciclo de vida de 36 a 48 horas del organismo. Por tal razón, se requiere un curso amplio de terapia o la selección de un antibiótico con una vida media larga para asegurar niveles adecuados del agente antibiótico. (Barrow, Ahmed, Bolan and Workowski, et ál., 2020).

La resistencia a los antibióticos parece ser considerablemente rara. La naturaleza intracelular del patógeno descarta la oportunidad de un rápido progreso de los componentes de la superficie celular que lograrían contribuir a la resistencia a los medicamentos. Al mismo tiempo, el cuerpo elemental es relativamente inerte, lo que restringe las oportunidades de replicación y la generación de mutaciones resistentes a los antibióticos. Estas particulares también pueden exponer la escasez de respuestas inflamatorias y la naturaleza asintomática de la mayoría de las infecciones por clamidias. (Dauendorffer, Chanal, Janier, Fouéré, et ál, 2020).

Agentes de primera línea: habitualmente, C. trachomatis es altamente susceptible a las tetraciclinas y los macrólidos. Dentro de estas dos clases, los agentes de primera línea incluyen doxiciclina y azitromicina, respectivamente. Preferimos el uso de azitromicina dosis única de 1 gramo, si no está disponible, la doxiciclina 100 mg dos veces al día durante siete días. (Tabla N°4) Se ha confirmado que la doxiciclina es más efectiva para la clamidia genital cuando se puede proporcionar terapia observada directamente durante todo el tratamiento, pero esto rara vez es posible. La liberación tardía de doxiciclina (200 mg diarios durante siete días) parece tan efectiva y mejor tolerada que la doxiciclina dos veces al día, pero es más costosa. (Recomendación I-A) (Barrow, Ahmed, Bolan and Workowski, et ál., 2020).

Existe evidencia de la mayor eficacia microbiana de la doxiciclina a la azitromicina, sin embargo, la relevancia clínica y el impacto de este hallazgo no están claros. (Recomendación II-B) (Dauendorffer, Chanal, Janier, Fouéré, et ál,. 2020)

Hasta que haya más datos disponibles, tanto la azitromicina como la doxiciclina siguen siendo las terapias recomendadas de primera línea. La opción de tratamiento con una dosis única de azitromicina es altamente efectiva y garantiza la finalización de la terapia, mientras que la finalización del programa de doxiciclina de varios días no está garantizada. En estudios comparativos de doxiciclina y azitromicina, los eventos adversos notificados con mayor frecuencia fueron de naturaleza gastrointestinal e incluyeron diarrea, dolor abdominal, náuseas y vómitos y dispepsia. No existieron eventos graves reportados. (Recomendación I-B). (Dauendorffer, Chanal, Janier, Fouéré, et ál, 2020).

Ventajas de la azitromicina: tiene una excelente penetración intracelular y tisular. Debido a su vida media de cinco a siete días, la azitromicina se puede administrar como terapia de dosis única (1 gramo por vía oral). (Recomendación I-A) (Barrow, Ahmed, Bolan and Workowski, et ál., 2020)

Tabla 4. Recomendaciones terapéuticas de las uretritis

	De Elección	Alternativo
Uretritis por *Chlamydia Trachomatis*	Azitromicina 1 gr VO dosis única	Ofloxacina 300 mg por vía oral dos veces al día durante siete días.
	O Doxiciclina 100 mg /12h 7 días VO	Levofloxacina 500 mg por vía oral una vez al día durante siete días.

Barrow, Ahmed, Bolan and Workowski, et ál., 2020, Recommendations for Providing Quality Sexually Transmitted Diseases Clinical Services, MMWR Recommendations and Reports / Vol. 68 / No. 5, p 10.

Terapias Alternativas

Quinolonas: las quinolonas de ofloxacina y levofloxacina son altamente efectivas contra C. trachomatis pero requieren una semana completa de terapia y son ampliamente más costosas que la doxiciclina o la azitromicina. Igualmente, estos medicamentos no pueden usarse en el embarazo o la lactancia y no deben administrarse a adolescentes menores de 18 años debido a relación con anomalías óseas que existe. Otras quinolonas, incluida la ciprofloxacina, son menos efectivas o no se han probado contra C. trachomatis. (Recomendación II-B) (Dauendorffer, Chanal, Janier, Fouéré, et ál,. 2020)

Por estos motivos, se reconocen la ofloxacina y la levofloxacina como terapias alternativas en la clase de fluoroquinolona; la dosis es la siguiente:
• Ofloxacina 300 mg por vía oral dos veces al día durante siete días.
• Levofloxacina 500 mg por vía oral una vez al día durante siete días.

Estos medicamentos desempeñaron un papel terapéutico más importante en el pasado cuando se usaron para proporcionar cobertura concomitante tanto para las infecciones por gonococos como por clamidias, que pueden coexistir. Sin embargo, debido a la aparición de resistencia a los medicamentos de quinolona, estos medicamentos ya no pueden considerarse una cobertura adecuada para N. gonorrhoeae. (Recomendación I-B) (Barrow, Ahmed, Bolan and Workowski, et ál., 2020).

Coinfección con gonorrea: las infecciones por clamidias y gonococos pueden coexistir en un porcentaje significativo de pacientes de la comunidad, lo que tiene un impacto directo en el tratamiento ya que los agentes de primera línea para C. trachomatis, en las formas de dosificación recomendadas, no tienen una actividad adecuada contra los gonococos. Una sola inyección de ceftriaxona (250 mg) cura la mayoría de las infecciones urogenitales, anorrectales y faríngeas gonocócicas no complicadas. (Recomendación I-C). . (Moi, et ál., 2015).

Complicaciones

Las complicaciones afectan a un poco cantidad de hombres que han sido infectados por y rara vez dan lugar a secuelas en su salud reproductiva. Sin embargo, C. trachomatis se ha asociado indirectamente en el varón con subfertilidad o infertilidad como efecto directo sobre la producción, maduración y motilidad espermática. (Dauendorffer, Chanal, Janier, Fouéré, et ál, 2020).

Finalmente, es importante mencionar que el tratamiento empírico utilizado para la uretritis gonocócica con β-lactámicos, contribuye a la eliminación de N. gonorrhoeae, pero no eliminará C. trachomatis, permitiendo incluso la formación de formas aberrantes. Fisiopatológicamente cuando C. trachomatis se disemina desde la uretra al epidídimo, produce epididimitis en alrededor del 1-3% de los pacientes infectados. Misma patología que se caracteriza por presentar dolor testicular y escrotal habitualmente unilateral. (Sociedad Española de Enfermedades Infecciosas y Microbiología Clínica, 2012).

1.Huneeus-Vergara, A., Soriano-Brücher, H., Pommer-Tellez, R., Delpiano-Méndez, L, Salas-Pacheco, F., Céspedes-Pino, P., y Schulin-Zeuthen, C., (2018, agosto); Chlamydia trachomatis: fundamentos de la importancia del cribado en el sistema público de salud. Rev Chilena Infectol; 35 (5): 498-500. www.sochinf.cl.

2.World Health Organization. (2014). Who Guidelines for the Treatment of Clamydia Trachomatis.

3.Ministerio de Salud Pública del Ecuador. VIH/Sida e Infecciones de Transmisión Sexual en ECUADOR. (2011). Estrategia Nacional de VIH/Sida-ITS, p 1 – 12.

4.Zamboni, M., Ralph, C., García, P., Cuello, M., (2018, agosto). La prevalencia actual de infección genital por Chlamydia trachomatis en adolescentes y mujeres jóvenes chilenas asintomáticas justifica la vigilancia periódica. Rev Chilena Infectol 2016; 33 (6): 619-627. www.sochinf.cl.

5.Alhazmy, A. H., Alburayk, S. A., Safar-Alshahrani, O., Alwadai, R. I., Almsaoud, N. A., Alkhaldi, S. M., Elyahia, S. A., Alabkari, A. M., Alrehaili, M. O., Alshahrani, S. T., Mahbub, I. A., AlQuhaibi, A. S. (2019, diciembre). Causes and Management of Urethritis in Men. EC Microbiology 16.1 (2020): 01-06.

6.Miembros de expertos del grupo de estudio de sida de la seimc (GESIDA), secretaria del plan nacional sobre el sida (SPNS), grupo de estudio de its de la seimc (GEITS), grupo español para la investigación de las enfermedades de transmisión sexual de la academia española de dermatología y venerología y de la sociedad española de infectología pediátrica (SEIP). (2017, marzo). Documento de consenso sobre diagnóstico y tratamiento de las infecciones de transmisión sexual en adultos, niños y adolescentes. Gesida.

7.Borrel-Martinez, J. M., Díaz-Franco, A., Herrera-Puente, A., Sánchez-Bursón, L., Sanmartín-Sánchez, E. (2008). Guía de buena práctica clínica en Infecciones de transmisión sexual. Estudio de ITS desde la Atención Primaria. Clinicainfectologica. webs.fcm.unc.edu.ar

8.Seguí-Díaz, M., (2017). What is the best treatment for urogenital Chlamydia trachomatis infection? Elsevier España. Semergen. 2017;43(1):59---60.

9.Dauendorffer, J. H., Chanal, J. Janier, M. Fouéré S. (2020, marzo). Tratamiento de las Uretritis. Volumen 52. EMC- Urología.

10.Moil, H., Blee, K., Horner, P., (2015). Management of non-gonococcal urethritis. BioMedCentral Infectious Diseases (2015) 15:294.

11.Jordan, S., Aaron, K., Schwebkel, J., Van Der Pol, B., Hook, E., (2018, julio) Defining the Urethritis Syndrome in Men Using Patient Reported Symptoms. Sex Transm Dis. 45(7): e40–e42.

12.Ito, S., Hanaoka, N., Shimuta, K., Seike, K., Tsuchiya, T., Yasuda, M., Shigeaki, K., Nakano, N., Ohnishi M., Deguchi, T., (2016). Male non-gonococcal urethritis: From microbiological etiologies to demographic and clinical features. International Journal of Urology. 23, 325—331.

13.Witkin, S., Minis, E., Athanasiou, A., Leizer, J., Linharesa, I., (2017, octubre). Chlamydia trachomatis: The Persistent Pathogen. Clinical and Vaccine Immunology. Volume 24.

14.Elwell, C., Mirrashidi, K., Engel, J., (2016, junio). Chlamydia cell biology and pathogenesis. Nat Rev Microbiol. 14(6): 385–400.

15.Mishori, R., McClaskey, E., WinklerPrins, V., (2012, diciembre). Chlamydia Trachomatis Infections: Screening, Diagnosis, and Management. the American Family Physician Web site at www.aafp.org/afp.

16.Cortina, M., Ende, R., Bishop C., Bayne, C., Derre, I., (2019, junio). Chlamydia trachomatis and Chlamydia muridarum spectinomycin resistant vectors and a transcriptional fluorescent reporter to monitor conversion from replicative to infectious bacteria. PLOS ONE. https://doi.org/10.1371/journal.pone.0217753.

17.Julien, N., Wijers, P., Hoebe, A., Geneviève, A, (2019, junio). Chlamydia trachomatis bacterial load, estimated by Cq values, in urogenital samples from men and women visiting the general practice, hospital or STI clinic. PLOS ONE. https://doi.org/10.1371/journal.pone.0217753.

18.Centros de Control y Prevención de Enfermedades. (2014). Recomendaciones para la detección en laboratorio de Chlamydia trachomatis y Neisseria gonorrhoeae. MMWR Recomm Rep. 2014 14 de marzo; 63 (RR-02): 1-19

19.Centers for Disease Control and Prevention (2020) Recommendations for Providing Quality Sexually Transmitted Diseases Clinical Services, MMWR Recommendations and Reports / Vol. 68 / No. 5

CAPÍTULO 8

Alex Bladimir Chungandro Villacrés
Vaginosis Bacteriana

Introducción

La vaginosis bacteriana (VB) es un síndrome clínico polimicrobiano, con múltiples etiologías, resultado de un aumento del pH y una disbiosis de la microbiota vaginal, causada por una disminución en la concentración de Lactobacillus productoras de peróxido de hidrógeno, y un aumento del número de bacterias patógenas anaerobias (p. ej., Prevotella sp., Mobiluncus sp. y Atopobium vaginae), Gardnerella vaginalis, Mycoplasma hominis, Ureaplasma urealyticum, entre otras (Vazquez, Fernández-Blázquez, & García, 2019). Puede predisponer a infecciones de transmisión sexual (ITS), entre ellas el VIH, se asocia con un mayor riesgo de enfermedad inflamatoria pélvica, cervicitis, ruptura prematura de membranas, corioamnionitis, parto prematuro y endometritis post parto (Romero & Andreu, 2016)

Las tres patologías que frecuentemente presentan un aumento en la secreción vaginal e inducen una respuesta inflamatoria son la candidiasis y la tricomoniasis, conocidas como vaginitis, la vaginosis bacteriana es considerada una disbacteriosis pues no induce dicha respuesta (Romero & Andreu, 2016).

Recientemente se ha definido una nueva entidad a la que se denomina vaginitis aeróbica (VA), que poseería características de vaginitis y de vaginosis.

La Microbiota Vaginal

El ecosistema vaginal normal es muy importante en la prevención y control tanto en las infecciones urinarias como en las diversas infecciones genitales. La microbiota normal en mujeres en edad reproductiva (15 a 49 años) está conformada en su mayoría por especies del género Lactobacillus, especialmente las que son productoras de peróxido de hidrógeno (H2O2), siendo las predominantes L. crispatus, L. gasseri y L. jensenii (Bagnall & Rizzolo, 2017). La vagina de las mujeres sanas está colonizada por algunas especies de lactobacilos de diferente tipo. Estos lactobacilos juegan un papel clave en la protección de la mucosa vaginal frente a la invasión por patógenos y en la inhibición de la colonización por bacterias patógenas mediante algunos mecanismos (Vazquez et al., 2019):

1.- Adhesión en la membrana celular del epitelio vaginal, en receptores glicolipídicos como dianas. La presencia de gran cantidad de Lactobacillus en el líquido vaginal de mujeres sanas, pre menopaúsicas evita la unión de los organismos patógenos a dichos receptores por medio de un mecanismo de exclusión competitiva.

2.- Autoagregación y coagregación de Lactobacillus con patógenos. La biocapa vaginal sana es creada en gran medida por la agregación y coagregación de los lactoacillus con los patógenos; inhiben el crecimiento de patógenos por su propiedad de adherencia.

3.- Acidificación del pH vaginal normal con la producción de ácido láctico, ácido acético y glicerol (Tachedjian, Aldunate, Bradshaw, & Cone, 2017).

4.- Producción de H_2O_2, bacteriocinas y biosurfactantes para facilitar la inhibición del crecimiento de algunos patógenos.

No todas las cepas de Lactobacillus expresan estas propiedades con la misma intensidad, existiendo enormes diferencias entre especies, e incluso entre cepas de una misma especie. De esta capacidad ha derivado el uso de algunas cepas como probióticos (Reid, 2018).

Los lactobacilos, aunque predominantes, no son los únicos componentes de la microbiota vaginal normal, sino que conviven con múltiples especies, la mayoría anaerobias (que predominan sobre las aerobias en proporción 10 a 1). Entre los principales microorganismos componentes de la microbiota vaginal normal están: cocos y bacilos grampositivos anaerobios aerotolerantes (Lactobacillus, Streptococcus), cocos y bacilos gram positivos anaerobios facultativos (Corynebacterium, Gardnerella, Staphylococcus), bacilos gram negativos anaerobios facultativos (Escherichia, Clebsiella, Porteus), micoplasmas (Mycoplasma, Ureaplasma), cocos y bacilos gram positivos anaerobios estrictos (Atopobium, Peptococcus, Clostridium, Bifidobacterium, Propionibacterium, Peptostreptococcus y Eubacterium), bacilos gram negativos anaerobios estrictos (Prevotella, Bacterioides) (Tachedjian et al., 2017).

La microbiota vaginal permanece en un estado dinámico, donde los tipos y niveles de poblaciones fluctúan continuamente en un entorno cambiante. Estos cambios están provocados tanto por influencias endógenas (como la edad, el ciclo menstrual o el embarazo) como por influencias exógenas como las relaciones sexuales, el uso de antibióticos, tampones, copas vaginales y anticonceptivos (Reid, 2018)(Romero & Andreu, 2016).

Epidemiología

La VB constituye la causa más frecuente de secreción vaginal anormal en la mujer en edad fértil, aunque gran parte de los casos (entre el 35 al 45%) son asintomáticos y siguen sin notificarse (Javed, Parvaiz, & Manzoor, 2019).

En Europa, en las mujeres de entre 15 y 55 años, la VB causó el 30% de los reportes. En Estados Unidos la prevalencia se sitúa en torno al 29% (Abdullateef, Ijaiya, Abayomi, Adeniran, & Idris, 2017). En Sudamérica se reporta una prevalencia entre el 12% al 40% (Cuevas et al., 2010); mientras que en estudios realizados en Ecuador señalan una prevalencia del 31,5% en mujeres en edad reproductiva (Vaca et al., 2010).

La mayoría de casos de VB se dan en mujeres de entre 15 y 44 años con vida sexual activa, mientras que la incidencia es muy baja tanto en mujeres prepuberales como en posmenopáusicas (Javed et al., 2019).

Etiología, factores de riesgo y fisiopatología

Krönig, a finales del siglo XIX hizo la primera reseña de esta afectación y la atribuyó a estreptococos anaerobios. En 1955, Gardner y Dukes aislaron una bacteria del flujo vaginal de las pacientes con esta entidad, a la que asignaron el nombre de Haemophilus vaginalis.

En 1982 cuando Weström y colaboradores otorgaron el nombre actual de "vaginosis bacteriana" y Haemophilus vaginalis pasó a denominarse Gardnerella vaginalis, en reconocimiento al legado de Gardner.

El microorganismo predominante en la VB es la G. vaginalis, siendo encontrada en un 92-98% de las muestras observadas con tinción gram. Sin embargo, en los últimos años el número de microorganismos implicados se han incrementado, incluyendo a especies de los géneros: Prevotella, Megasphaera, Lachnospira, Sneathia, Mobiluncus, Atopobium vaginae, M. hominis y U. urealyticum aunque su rol patológico no está del todo definido (Salvador, Fonseca, Rafael, & Méndez, 2017).

En la VB se forman biocapas bacterianas sobre la superficie de la vagina, siendo más del 90% de su masa G. vaginalis y A. vaginae, lo que sugiere que la VB es probablemente el resultado de la colonización vaginal por comunidades bacterianas complejas, muchas de ellas no cultivables y con metabolismos dependientes el uno del otro (Verstraelen & Swidsinski, 2019). La Gardnerella vaginalis se encuentra también, aunque en concentraciones menores, en el 50% de las mujeres asintomáticas. Las mujeres portadoras asintomáticas de G. vaginalis carecen de flora anaerobia. Las bacterias anaerobias son responsables del característico olor a pescado de la VB. De ello se deduce que las poblaciones anaerobias tienen un papel importante en la patogenia de esta entidad (Reiter & Kellogg Spadt, 2019).

Los lactobacilos productores de peróxido de hidrógeno en vaginas normales se encuentran presentes en un 60% limitando el crecimiento de G. vaginalis y otros anaerobios. En los últimos años se ha evidenciado que el Lactobacillus iners se encuentra presente principalmente en mujeres con flora vaginal intermedia o alterada, por lo que se asocia a esta especie con alteraciones a largo plazo (Jung, Ehlers, Lombaard, Redelinghuys, & Kock, 2017).

Los factores de riesgo incluyen, etnia negra o hispana, excesivas duchas vaginales, tabaco (mediante la producción de promotores de tipo epóxido diolbenzopirina), múltiples parejas sexuales, no uso de preservativo, uso de espermicidas, antibióticos y sexo entre mujeres (Vazquez et al., 2019).

La causa de la alteración microbiológica que precipita la VB no está bien comprendida, desconociéndose si la VB es el resultado de la adquisición de un patógeno que se transmite sexualmente, el resultado de una depleción de Lactobacillus, o si esta disminución es consecuencia de la proliferación de los microorganismos implicados en la enfermedad (Romero & Andreu, 2016).

La vaginosis bacteriana se ha considerado una enfermedad de transmisión sexual, ya que las primeras descripciones de esta patología se realizaron en mujeres sexualmente activas. En la actualidad el riesgo de padecer VB es más alto en mujeres con múltiples parejas sexuales, en poblaciones con prevalencia de ITS (infecciones de transmisión sexual), en mujeres reexpuestas a compañeros sexuales no tratados, al no uso de preservativo, en mujeres que tiene sexo con mujeres identificando como factores de riesgo la práctica de sexo oral a una pareja con historia o síntomas de VB, uso de juguetes sexuales que contengan liquido vaginal y al sexo oral receptivo (Jung et al., 2017)(Romero & Andreu, 2016).

Sin embargo, otras investigaciones apoyan la hipótesis de que la VB no es de causa exclusiva como transmisión sexual, ya que se ha observado en mujeres vírgenes y en mujeres que no tuvieron relaciones sexuales durante el tiempo en el que presentaron la enfermedad. Además, está demostrado que se pueden tener recurrencias en ausencia de relaciones sexuales. El tratamiento paralelo de los compañeros sexuales no reduce las posibles recurrencias. Es importante mencionar que los patógenos implicados en la VB se pueden aislar del resto de las pacientes, de manera que este sería el reservorio, desde donde se colonizaría o recolonizaría la vagina (Reiter & Kellogg Spadt, 2019).

De lo expuesto se concluye que la VB no se debe considerar una ITS, sino una patología altamente relacionada con el sexo.

Manifestaciones Clínicas
El principal síntoma presente en el 90% de los casos, es un aumento importante de la secreción vaginal, la cual es homogénea, delgada, de color blanquecino-grisáceo y se adhiere a las paredes vaginales, con un mínimo picor o irritación perivaginal. Con frecuencia, dicha secreción está también presente en el introito y los labios menores, el endocérvix no suele estar afectado, existe rara disuria o dispareunia, dolor abdominal ocasional. Otro síntoma muy común es el característico "olor a pescado", causado por la volatilización de las aminas alcalinas (trimetilamina, putrescina y cadaverina) producidas por el metabolismo de las bacterias anaeróbicas. Este olor se intensifica al mezclarlo con KOH al 10%, durante las relaciones sexuales y con la menstruación por la elevación del pH vaginal (Bagnall & Rizzolo, 2017).

Aproximadamente la mitad de las mujeres con VB no presentan síntomas, pero, cuando se les consulta, suelen reconocer un aumento del flujo vaginal que mancha el interior y un olor desagradable (Reiter & Kellogg Spadt, 2019).

En casos de salpingitis y enfermedad inflamatoria pélvica se suele aislar con varios microorganismos implicados en la VB, aunque el papel que desempeñan en su patogenia no está claro del todo. Estos patógenos se los relaciona fuertemente con infecciones de heridas quirúrgicas ginecológicas. En mujeres embarazadas esta enfermedad tiene nexo con amenaza de parto pretérmino, rotura prematura de membranas y el parto pretérmino (información en debate), infección intraamniótica y endometritis posparto (Abdullateef et al., 2017).

Aunque se puede aislar G. vaginalis de la uretra masculina, no parece ser causa de uretritis en hombres. Las mujeres tanto sintomáticas como asintomáticas que presentan VB tienen un riesgo elevado de adquirir infecciones urinarias o ITS como el virus de la inmunodeficiencia humana (VIH), el herpes simple tipo 2 (VHS2), Neisseria gonorrhoeae o Chlamydia trachomatis (Bagnall & Rizzolo, 2017)(Vazquez et al., 2019).

La recidiva es el principal problema médico en el tratamiento de la VB. Independientemente del tipo de tratamiento inicial otorgado, entre el 15 y el 30% de las mujeres presentan recidivas sintomáticas de 30 a los 3 meses y hasta el 50-70% en 12 meses. Aun no se vislumbra por completo sus causas (Romero & Andreu, 2016).

Los posibles motivos podían ser la persistencia de un factor de riesgo no definido para la VB o una nueva exposición a este, la resistencia a los antibióticos por el agente causal, la dosificación o la duración inadecuada del tratamiento, la no repoblación de la vagina con lactobacilos productores de peróxido de hidrógeno, y la reinfección por bacterias patógenas (Verstraelen & Swidsinski, 2019).

Diagnóstico

La tinción de Gram se considera actualmente el Gold Standar para el diagnóstico microbiológico de la VB, ya que presenta una sensibilidad del 62 al 100% y una especificidad del 79 al 100%, con una variación interobservador muy escasa (Salvador et al., 2017).

En la tinción de Gram de la VB se observa una disminución de la concentración de Lactobacillus y un aumento de cocos y bacilos como G. vaginalis, Prevotella, Porphyromonas, Peptostreptococcus, Mobiluncus, además de la presencia de células clave (células epiteliales vaginales tapizadas de los morfotipos característicos de la VB) y la ausencia de leucocitos (Salvador et al., 2017).

Los criterios de Nugent, caracterizados por la aplicación de una tinción de Gram sobre una extensión de exudado vaginal, califican una puntuación de acuerdo a la proporción de Mobiluncos, Bacterioides y Lactobacillus, los que al ser visualizados al microscopio y se interpreta como flora normal (0-3 puntos), flora vaginal intermedia (4-6 puntos) y VB (7-10 puntos) (Tabla 1). El punto débil de este score es que, no toma en cuenta otras especies bacterianas implicadas en la VB y, las puntuaciones intermedias no tienen una interpretación clara respecto al valor patológico que se le debería asignar. Se debe tener en cuenta que no todas las VB presentan la misma tinción de Gram, sino que esta puede adoptar formas muy variadas que dependen del tipo de microorganismos presentes (Salvador et al., 2017)(Vazquez et al., 2019).

Puntuación	Lactobacillus	Gardnerella/Bacteroides	Mobiluncus
0	4+	0	
1	3+	1+	0
2	2+	2+	1+ o 2+
3	1+	3+	3+ o 4+
4	0	4+	

Interpretación: De 0-3 puntos: flora vaginal normal. De 4 a 6 puntos: flora vaginal intermedia. De 7 a 10 puntos: vaginosis bacteriana.

La prueba de Papanicolaou tiene baja sensibilidad y especificidad como prueba de detección de VB y no debe usarse para iniciar tratamiento. Debido a la naturaleza microbiológica compleja de la VB y a la falta de un único microorganismo causante, no se recomienda realizar el cultivo. Aunque los cultivos para G. vaginalis y el empleo de sondas específicas para G.

vaginalis son positivos en casi todos los casos de VB, no se recomienda su empleo ya que estos métodos no sugieren ni prueban VB o la necesidad de su tratamiento, conociendo que el 50% de mujeres asintomáticas presentan un cultivo positivo (Verstraelen & Swidsinski, 2019).

Con el avance de las técnicas de biología molecular se han incorporado nuevas pruebas diagnósticas para las patologías vaginales. Este es el caso de Affirm VPIII, que utiliza una técnica de hibridación de ADN para detectar concentraciones clínicamente significativas de G. vaginalis (2×10 UFC/ml), de las especies más comunes del género Cándida (1×10 células) y de Trichomonas vaginalis (5×103 parásitos). Esto facilita y da rapidez al diagnóstico, ya que posee sensibilidad y especificidad altas y la posibilidad de procesar varias muestras al mismo tiempo (Verstraelen & Swidsinski, 2019).

Las técnicas de PCR están menos desarrolladas, aunque tienen un futuro prometedor y se augura que pronto aparecerán en el mercado (Romero & Andreu, 2016).

La CDC recomienda realizar pruebas de detección de C. trachomatis, N. gonorrea, T. vaginalis con la sonda Aptima Gen-Probe cuando se realizan pruebas diagnósticas para mujeres con vaginosis bacteriana, ya que poseen un mayor riesgo de adquirir ITS. También recomienda que se ofrezcan pruebas de VIH a cualquier mujer diagnosticada con VB (Javed et al., 2019).

Para el estudio del microbioma vaginal, se ha aprobado el Max Vaginal Panel, que permite realizar de 2 a 24 pruebas al mismo tiempo. Con este estudio, aprobado por la FDA, se puede detectar L. crispatus, L. gensenii, G. vaginalis, Atopobium vaginalis, T. vaginalis y algunos grupos de cándidas.

El diagnóstico clínico de la VB se la realiza de acuerdo a los criterios de Amsel. Evaluándose los siguientes ítems: a) la presencia de una secreción blanquecina grisácea, homogénea, delgada y pegada a las paredes de la vagina; b) existencia de células clave al microscopio; c) pH del flujo vaginal (> 4,5), y d) olor aminado de la secreción vaginal anterior o posterior a la adición de KOH al 10%. Si se encuentra tres de estos signos, se confirma la

VB. Hay que tener en cuenta que estos criterios son más subjetivos que la tinción de Gram, y no son exclusivos de esta patología (Romero & Andreu, 2016).

La correlación entre los criterios microscópicos de Nugent y los clínicos de Amsel es mucho mayor en poblaciones con alta prevalencia de VB que en poblaciones donde esta entidad es infrecuente (Romero & Andreu, 2016) (Reiter & Kellogg Spadt, 2019).

Tratamiento
El tratamiento recomendado de la VB sintomática está basado en metronidazol o clindamicina. Ambos muestran niveles de curación del 58-90% al mes de finalizado el tratamiento (Verstraelen & Swidsinski, 2019).

Ningún nitroimidazol ha demostrado superioridad a otro de su misma familia. La combinación de uso oral y vaginal parece más eficaz (80 – 86%) que el tratamiento sin combinación (75-86%) (Vazquez et al., 2019). El uso oral de clindamicina o metronidazol son igual de efectivos (Tabla 2).

Tabla 2.- Tratamientos establecidos de la vaginosis bacteriana.

Fármaco	Dosis	Duración	Efectividad	Grado de recomendación
Metronidazol	500mg/VO/BID	7 días	75-85%	A
Metronidazol	0,75% gel (1 aplicación de 5g vaginal QD)	5 días	75-85%	A
Alternativas: Tinidazol	1g/VO/día	5-7 días	75-85% (disminuye efectos GI y numero de dosis)	B
Tinidazol	2g/VO	Dosis única		B
Metronidazol	2g/VO	Dosis única		A
Clindamicina	300mg/VO/BID	7 días		A
Recurrencias: Metronidazol	500mg/VO/BID	10-14 días		A
Metronidazol	0,75% gel (una aplicación de 5g vaginal una vez al día)	10 días, después de 3 a 6 meses 2 veces por semana		A
Embarazadas sintomáticas: Metronidazol	500mg/VO/BID	7 días		A
Clindamicina	300mg/VO/BID	7 días		A

La clindamicina provoca una depleción de los Lactobacillus vaginales. El tratamiento de la VB, ya sea con metronidazol o con clindamicina, conlleva un riesgo de desarrollar candidiasis vulvovaginal de entre el 8,8 y el 25%. En general, los tratamientos tópicos vaginales poseen menos efectos secundarios sistémicos y las mujeres los prefieren (Vazquez et al., 2019).

En vista del avance en el conocimiento y entendimiento de la fisiopatología de esta disbiosis se señalan nuevos tratamientos enfocados en la formación de biocapas (Tabla 3).

Tabla 3.- Tratamientos alternativos para vaginosis bacteriana.

Fármaco	Dosis	Duración	Grado de recomendación
Metronidazol	Óvulos 500mg/1 dosis	5 días	A
Metronidazol	Óvulos 2g	Dosis única	B
Tinidazol	Tableta vaginal 500mg	14 días	B
Secnidazol	1-2g/VO	Dosis única	B
Secnidazol	2g dosis única/VO + 5 tabletas de 500mg	Dosis única + 5 días	B
Clindamicina	Crema vaginal al 2%	3-5 días	A
Rifaximina (derivado de la rifamicina)	Tabletas vaginales de 25mg/una dosis	5 días	B
Clorhexidina	Lavado vaginal 1 dosis	Dosis única	C
Cloruro de decualinio	Tabletas vaginales/QD	10 días	A
Povidona yodada	Lavado vaginal/QD	7 días	D
Peróxido de hidrogeno	Lavados vaginales al 3%/QD	1 día	B
Nifuratel	Tabletas vaginales 500mg/QD	8 días	B
Nifuratel	20mg/VO/TID	5 días	B
Ácido acético	Gel vaginal 0,92%/BID	7 días	B
Ácido ascórbico	250mg tabletas vaginales/QD	6 días, y luego 3 veces a la semana	A
Lactobacillus: L. crispatus y L. rhamnosus	Tabletas vaginales/QD	5 días a 3 meses	B

Durante el tratamiento se recomienda la abstención de la actividad sexual o alternativamente el uso de preservativos. Las cremas y los óvulos de clindamicina contienen aceites que pueden debilitar el látex de los condones o diafragmas (Romero & Andreu, 2016).

Si los síntomas desaparecen, no debe practicarse una visita posterior. El tratamiento de las mujeres asintomáticas está en discusión, aunque se está de acuerdo en que deben tratarse antes de proceder a cualquier procedimiento ginecológico invasivo (incluyendo abortos e inserciones de DIU) con el fin de prevenir la enfermedad pélvica inflamatoria (Romero & Andreu, 2016).

Se recomienda el tratamiento de las mujeres embarazadas con vaginosis sintomática, las cuales pueden recibir tratamiento con los regímenes orales o vaginales recomendados para las mujeres no embarazadas (Vazquez et al., 2019).

No se recomienda el tratamiento a las parejas sexuales de las mujeres con VB, entre otras cosas porque ello no reduce las recurrencias (Reid, 2018).

Con la finalidad de tratar la VB restableciendo la flora normal de la vagina, en los últimos años se ha evaluado la administración intravaginal de preparaciones de Lactobacillus productores de H_2O_2, que tengan la capacidad de formar biocapas y que tengan una resistencia alta a antibióticos usados para el tratamiento de la enfermedad (Mur Pérez, Mateo Segura, Ramírez Domínguez, & Vela Condón, 2017).

Es importante resaltar que, para lograr a largo plazo buenos resultados en el tratamiento de la VB, se deberían eliminar los factores que predisponen a la infección recurrente y restablecer la microbiota vaginal normal (Romero & Andreu, 2016).

Tabla 4.- Evidencias para el diagnóstico y tratamiento de la vaginosis bacteriana.

	Evidencia
Diagnóstico	II-2A.
Criterios clínicos (Amsel) o de laboratorio (Nugent)	
Tratamiento sintomático	
Metronidazol oral 500mg BID por 7 días	IA
Alternativas:	
Metronidazol gel vaginal	IA
Clindamicina oral o crema vaginal	IA
Tratamiento recurrencias múltiples	
Alargar el curso del tratamiento	IA
Tratamientos alternativos	
Probióticos y ácido ascórbico	I

El tratamiento no farmacológico consiste en recomendar a las mujeres no realizarse duchas vaginales, dejar de fumar, limitar el número de parejas sexuales y el uso constante del condón puede disminuir las recurrencias (Bagnall & Rizzolo, 2017).

En pacientes que usan anticonceptivos, los anticonceptivos orales combinados pueden ayudar a reducir la recurrencia de VB. Debido a que el uso del DIU se ha asociado con mayor riesgo de infección (Bagnall & Rizzolo, 2017).

1.Abdullateef, R. M., Ijaiya, M. A., Abayomi, F., Adeniran, A. S., & Idris, H. (2017). Bacterial vaginosis: Prevalence and associated risk factors among non-pregnant women of reproductive age attending a Nigerian tertiary hospital. Malawi Medical Journal, 29(4), 290–293. https://doi.org/10.4314/mmj.v29i4.2

2.Bagnall, P., & Rizzolo, D. (2017). Bacterial vaginosis: A practical review. Journal of the American Academy of Physician Assistants, 30(12), 15–21. https://doi.org/10.1097/01.JAA.0000526770.60197.fa

3.Cuevas, A., Celis, C., Herrán, S., Hernández, I., Paredes, O., & Paradas, A. (2010). Higiene íntima femenina y vaginosis bacteriana . Encuesta Epidemiológica Latinoamericana 2008. Revista Colombiana de Obstetricia y Ginecologia, 61(3), 198–205. https://doi.org/10.18597/rcog.265

4.Javed, A., Parvaiz, F., & Manzoor, S. (2019). Bacterial Vaginosis: An insight into the prevalence, alternative regimen treatments and it's associated resistance patterns. Microbial Pathogenesis, 127, 21–30. https://doi.org/10.1016/j.micpath.2018.11.046

5.Jung, H. S., Ehlers, M. M., Lombaard, H., Redelinghuys, M. J., & Kock, M. M. (2017). Etiology of bacterial vaginosis and polymicrobial biofilm formation. Critical Reviews in Microbiology, 43(6), 651–667. https://doi.org/10.1080/1040841X.2017.1291579

6.Mur Pérez, A. M., Mateo Segura, Z., Ramírez Domínguez, N., & Vela Condón, P. (2017). Uso de probióticos en las vaginosis bacterianas. Semergen, 43(5), 394–398. https://doi.org/10.1016/j.semerg.2016.09.002

7.Reid, G. (2018). Is bacterial vaginosis a disease? Applied Microbiology and Biotechnology, 102(2), 553–558. https://doi.org/10.1007/s00253-017-8659-9

8.Reiter, S., & Kellogg Spadt, S. (2019). Bacterial vaginosis: a primer for clinicians. Postgraduate Medicine, 131(1), 8–18. https://doi.org/10.1080/00325481.2019.1546534

9.Romero, D., & Andreu, A. (2016). Vaginosis bacteriana. Enfermedades Infecciosas y Microbiología Clínica, 33(3), 14–18.

10.Salvador, R., Fonseca, S., Rafael, I. P., & Méndez, C. (2017). Efectividad del sistema de puntuación de Nugent en el diagnóstico de vaginosis bacteriana Effectiveness of the Nugent Score System in the diagnosis to bacterial vaginosis. Rev. Arch Med Camagüey, 21(6), 729–739.

11.Tachedjian, G., Aldunate, M., Bradshaw, C. S., & Cone, R. A. (2017). The role of lactic acid production by probiotic Lactobacillus species in vaginal health. Research in Microbiology, 168(9–10), 782–792. https://doi.org/10.1016/j.resmic.2017.04.001

12.Vaca, M., Guadalupe, I., Erazo, S., Tinizaray, K., Chico, M. E., Cooper, P. J., & Hay, P. (2010). High prevalence of bacterial vaginosis in adolescent girls in a tropical area of Ecuador. BJOG: An International Journal of Obstetrics and Gynaecology, 117(2), 225–228. https://doi.org/10.1111/j.1471-0528.2009.02397.x

13.Vazquez, F., Fernández-Blázquez, A., & García, B. (2019). Vaginosis. Microbiota vaginal. Enfermedades Infecciosas y Microbiología Clínica, 37(9), 592–601. https://doi.org/10.1016/j.eimc.2018.11.009

14.Verstraelen, H., & Swidsinski, A. (2019). The biofilm in bacterial vaginosis: Implications for epidemiology, diagnosis and treatment: 2018 update. Current Opinion in Infectious Diseases, 32(1), 38–42. https://doi.org/10.1097/QCO.0000000000000516

CAPÍTULO 9

María Alejandra Medina Trujillo
Vaginitis – Tricomoniasis

Introducción

Las cervicovaginitis constituyen un motivo de consulta frecuente en la atención primaria de salud a nivel mundial.

La tricomoniasis es una cervicovaginitis causada por el parásito Trichomonas vaginalis el cual se considera como una enfermedad de transmisión sexual (ETS) curable, es muy frecuente y prevalente en el mundo. La prevalencia global de esta enfermedad varía de acuerdo a la cultura, la región geográfica, el momento de la realización del estudio y la población estudiada, la mayor prevalencia de esta enfermedad se da en la mujer y menor en el hombre, sin embargo cabe recalcar que la incidencia es similar tanto en hombres y mujeres. (World Health Organization 2008)

La incidencia más alta de parasitosis por Trichomonas vaginalis se registra en el periodo de actividad sexual máxima/vida sexual activa de una mujer, durante los días de duración del sangrado menstrual, cuando Trichomonas vaginalis aprovecha el hierro procedente de la sangre que se produce como resultado del desprendimiento el endometrio durante la menstruación, esto favorece la capacidad de adherencia al epitelio vaginal. (Schwebke, J. R., & Burgess, D, 2004).

La prevalencia de la infección por Trichomonas vaginalis en grupos poblacionales tienen relación directa con los niveles de actividad sexual.

Como síntomas patognomónicos se encuentran el flujo vaginal, prurito vulvar, dispareumia y disuria, encontrándose presentes en un 50 a 75% de las mujeres diagnosticadas en los centros de atención primaria. Otra característica inconfundible es la aparición de hemorragias puntiformes del cervix suelen darle aspecto fresiforme (cuello de fresa) , por lo que el diagnóstico definitivo se realiza a través de la observación al microscopio de Trichomonas vaginalis (Núñez Troconis, 2020)

Etiopatología

La Trichomona vaginalis se adhiere al epitelio vaginal y uretral, proceso determinado por la presencia de alfa– D-manosa y N-acetiglucosamina en la superficie del protozoario; junto con proteasas capaces de digerir la fibronectina, el colágeno IV y la hemoglobina. La Trichomonas vaginalis posee organelos hidrogenosomas que realizan oxidación anaeróbica: la glucosa se transforma en glicerol más succinato favorecida por la presencia de la piruvato ferredoxina y como consecuencia produce liberación de acetato e hidrógeno.

La infección con Trichomona vaginalis ocasiona daño citopático, por medio de interdigitaciones de la membrana ricas en microfilamentos (mf) de actina, experimentalmente se ha observado que la cito–D calasina inhibe la síntesis de los microfilamentos; ddando como resultado la citopatogenicidad. (Carrada-Bravo Teodoro, 2006)

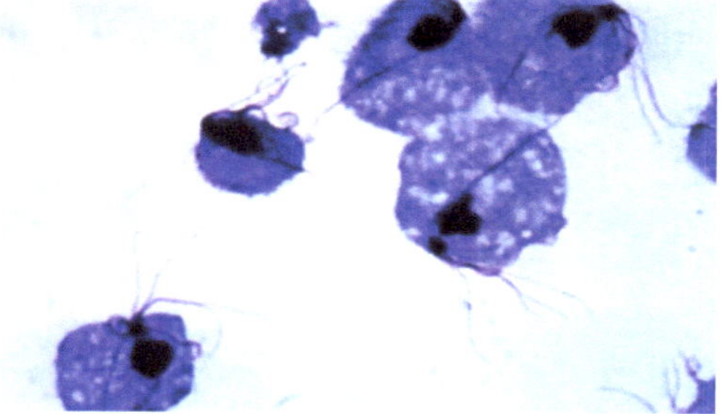

Figura 1. visión microscópica de   Trichomonas vaginalis. tomada de (Carrada-Bravo Teodoro, 2006)

Trichomonas vaginalis es un trofozoito ovoide/piriforme que mide 7 a 30 μm por 5 a 15 de diámetro. En su estructura presenta cuatro flagelos anteriores, el axostilo parte del núcleo anterior, atravesando en su totalidad el cuerpo del parásito y sale por el extremo posterior. (Tinción de Giemsa, 2,400X)

En el interior de la vagina los parásitos se multiplican e inducen la descamación del epitelio, con infiltración de leucocitos polimorfonucleares, neutrófilos dando asi el aumento de las secreciones vaginales. (Núñez Troconis, 2020)

La severidad o intensidad de la infección está relacionada directamente con la carga parasitaria. En varones infectados las concentraciones óptimas de zinc existentes en el semen tienen efecto tricomonicida; aquellos varones que presenten niveles de zinc bajos, la infección parasitaria se instaura haciéndolo portador de la infección. Durante el periodo gestacional la infección por Trichomonas vaginalis en pacientes con carga parasitarias alta presentan mayor riesgo de amenaza de parto prematuro, parto prematuro y niños con peso bajo al nacer. (Núñez Troconis, 2020)

Diagnóstico

Para poder establecer el diagnóstico requiere evidenciar la presencia de Trichomonas vaginalis, en la actualidad están a disposición del personal de salud diferentes métodos tales como la clínica, el estudio al fresco, cultivo, citología vaginal, pruebas serológicas y técnicas de amplificación de ácidos nucleícos (TAAN). Durante la última década se ha considerado como pruebas "Gold Standard" el cultivo y las TAAN en el diagnóstico de Trichomonas vaginalis, sin embargo, en la actualidad las TAAN son consideradas como el método de diagnóstico "Gold Standard" (Arbabi , 2018)

Diagnóstico Clínico

En cuanto a la presentación clínica de Trichomonas vaginalis, esta infección puede ser asintomática o podría originar la presencia de una vaginitis severa, la misma que se caracteriza por la presencia característica de un flujo amarillo-verdoso o amarillo, espumoso, de mal olor el cual se puede encontrar en más del 50% de las pacientes, gran porcentaje de pacientes presentan enrojecimiento y prurito vulvovaginal, dispaurenia y/o sintomas urinarios de tipo irritativo en un 29% de los casos, esta última origina que este grupo poblacional busque en la atención primaria de salud resolver síntomas urinarios antes que ginecológicos. (Hobbs- Seña, 2013)

Esta infección produce en el cuello uterino una cervicitis denominada "cuello afranbuezado, en fresa o colpitis macularis o colpitis focal", signo clásico de la presencia de Trichomonas vaginalis, este fenómeno consiste en la presencia de infiltrado petequial en el exocervix, lo cual lo distingue de otras cervicitis.

En infecciones severas, se puede encontrar durante el examen físico que el cuello uterino se encuentra eritematoso, friable y con secreción muco-purulenta. Sin embargo, debemos recalcar que las manifestaciones clínicas de esta infección no son referidas de manera específica, un gran porcentaje pueden pasar desapercibidas. (Swygard – Seña. 2004)

Se dice que alrededor del 70 % de las personas infectadas son asintomáticas; estudios actualizados en diferentes grupos poblacionales sugieren que aproximadamente el 25 al 50% de las mujeres y en el 40 a 80% de los hombres son asintomáticos, lo cual incrementa de manera exponencial su transmisibilidad.

En la práctica clínica el diagnóstico de Trichomonas vaginalis es basado en la clínica, en el estudio al fresco y/o en el cultivo, siendo estas técnicas, de baja sensibilidad.

"La capacidad o habilidad del clínico de hacer el diagnóstico de tricomoniasis vaginal basado en el examen clínico ha sido demostrado que tiene un valor predictivo positivo del 47%. Se ha reportado una sensibilidad del 7,1% y una especificidad del 84% al compararlo con PCR." (Abdolali, 2016)

Diagnóstico Diferencial

	Trichomona vaginalis	Cándida albicans	Vaginosis bacteriana
Transmisión sexual	SI	NO	NO
Exudado vaginal	Leucorrea espumosa abundante, amarillo-verdoso,	Escaso o moderado, blanquecino, espeso/ grumoso "requesón"	Moderado, blanco-grisáceo.
Olor	Desagradable	Casi inexistente	Fuerte, desagradable, a pescado podrido
Síntomas	Disuria, tenesmo, irritación vulvar, prurito, dispareunia	Prurito vulvar, disuria, dispareunia.	Disuria, dispareunia
Inspección vulva y vagina	Eritema, inflamación,	Eritema, edema, lesiones pústulo-papulosas periféricas	Rara vez eritema, edema

Inspección cervical	Petequias en cuello uterino (cuello en fresa)	Grumos y placas blanquecinas adherentes	Flujo homogéneo con viscosidad reducida sin eritema
PH	>4.5	<4.5	>4.5
Diagnóstico	Examen en fresco con fondo oscuro. Examen directo Cultivo Elisa	Microscopía Cultivo	Presencia de "células clave" KOH 10%, olor desagradable a pescado
Frotis	Protozoario flagelado móvil	Levaduras pseudo-hifas	Polimorfonucleares, epitelio vaginal con cocobacilos
Tratamiento a pareja	SI	SI, tópico cuando hay dermatitis del pene	NO

Tratamiento

En la atención primaria de salud el tratamiento de elccion es el metronidazol, debemos recordar que a diferencia de otras cervicitis en la infección por Trichomonas vaginalis debe darse tratamiento simultáneo en la pareja.

El metronidazol, tiene una amplia actividad antimicrobiana, penetrando en la pared de Trichomonas vaginalis y se reduce por las enzimas ferre-doxina-oxidorreductasa y flavodoxina, produciendo dos compuestos tóxicos llamados N-2-hidroxietil del ácido oxámico y acetamida, que desintegran las uniones de timina y adenina del ADN.

Se ha evidenciado que el 70% de la secuencia génica de Trichomonas vaginalis contiene estas uniones.

En cuanto a las características farmacocinéticas y farmacodinámicas del metronidazol, este tiene un alto volumen de distribución con poca afinidad por las proteínas, se metaboliza en el hígado mediante el citocromo P450 (CYP450).

La excrecion del medicamento esta dado por via renal (77%), fecal (14%) y pulmonar (5%). El 4% restante se excreta por medio de otros fluidos corporales. En caso de reacción alérgica, el metronidazol se puede sustituir por alguno de los otros nitroimidazoles, pero se debe tener en cuenta que puede haber reacciones de sensibilidad cruzada." (Esteban Sánchez Gaitán, 2018)

La posologia en la atención primaria de salud para el tratamiento de la cérvico-vaginitis por Trichomonas vaginalis son metronidazol 2 g vía oral en dosis única o metronidazol 500 mg cada 12h por un esquema de 7días o tinidazol 2 gr vía oral en dosis única. (Esteban Sánchez Gaitán, 2018).

La resistencia al metronidazol es poco común, las características farmacológicas y los patrones de resistencia al nitroimidazol sugieren que el tinidazol puede ser más efectivo en el tratamiento de pacientes con fracaso del tratamiento con metronidazol. "Las alternativas a la terapia con nitroimidazol son pocas, y la mayoría tienen una eficacia limitada y una toxicidad significativa." (Nanda N et al., 2006)

Exámenes Complementarios
Estudio al Fresco
El método de diagnóstico microscópico más común, más rápido, más económico y más frecuentemente usado para diagnosticar una infección por Trichomonas vaginalis es el estudio al fresco, utilizando aumentos de 10x y 40x para su visualización. El examen al fresco clásico consiste en mezclar una muestra de la secreción o flujo vaginal con solución fisiológica normal (0,9%). Se puede realizar de 2 formas: 1.- colocando una gota de solución salina fisiológica al 0,9% sobre un extendido de secreción o flujo vaginal, 2.- colocando un hisopo con muestra de la secreción o flujo vaginal en 1 a 3 cc de solución salina normal, se toma una gota se lleva el microscopio.

El diagnóstico de Trichomonas vaginalis se realizar al observar al protozoario moviendo sus flagelos. La sensibilidad del estudio al fresco es entre 36 a 75% y una especificidad de 100% comparado con el cultivo. (Nabweyambo, 2017)

El estudio al fresco debe realizarse inmediatamente, no más de 20 minutos después de la recolección de la muestra para poder observar al parásito en movimiento, por lo que la sensibilidad desciende al retardar su visualización, por ejemplo, se ha determinado que la sensibilidad desciende hasta un 20% después de una hora de la recolección de la muestra. También se ha utilizado diferentes colorantes para realizar el estudio en fresco tales como Azul Brillante de Crecilo diluido, Azul de Metileno diluido, coloración de Giemsa y coloración de Anaranjado de Acridina. La sensibilidad de la coloración de Giemsa es baja (46-52,4%) y una sensibilidad del 100%; el azul de metileno un baja sensibilidad del 50% y una especificidad del 100%, el Anaranjado de Acridina mostró una sensibilidad del 71,43% y una especificidad del 99,44%. (Testardini et al., 2016, Center for Disease Control and Prevention,2015)

Citología Cervico-Vaginal
Durante el estudio de la citología cérvico-vaginal (CCV) a menudo se visualiza en forma incidental de Trichomonas vaginalis, a pesar de esto, la CCV es considerada como poco confiable para realizar el diagnóstico de Trichomonas vaginalis por su baja sensibilidad y especificidad. Sin embargo, con el desarrollo y aparición de la CCV basada en líquido, esta técnica parece ser más sensible en detectar Trichomonas vaginalis; se ha reportado una sensibilidad entre el 60 y 96% y una especificidad entre el 98 y 100%.

Debemos considerar que no se   recomienda la realización de pruebas citológicas convencional y la basada en liquido como métodos de diagnóstico ya que la mayoría de las veces son hallazgos incidentales y sugieren que puede ocurrir falsos negativos y positivos. (Center for Disease Control and Prevention, 2015)

Cultivo
El cultivo era considerado como el "Gold Estándar "para diagnosticar la infección por Trichomonas vaginalis antes de la aparición de las técnicas de amplificación de ácidos nucleicos (TAAN). El cultivo tiene una sensibilidad entre el 44 y el 97% y una especificidad del 100% al compararlo con los TAAN, las técnicas de cultivo usadas son el medio de Diamond modificado, las muestras tomadas deben ser colocadas o inoculadas de inmediato en el medio e cultivo, en menos de una hora después de la toma; el cultivo es incubado a 37°C y se examinan muestras microscópicamente cada día hasta por 5 días hasta observar Trichomonas vaginalis. Los cultivos en mujeres que tienen tricomoniasis, generalmente son positivos dentro de los 3 primeros días. (Hobbs- Seña, 2013)

Detección de Antígenos/Pruebas Bioquímicas

Las pruebas de diagnóstico rápido de Trichomonas vaginalis, tradicionalmente, han sido el estudio al fresco y el cultivo pero estas pruebas requiere de un manejo de la muestra o espécimen en forma rápida, así mismo, el procesamiento y transporte requiere la preservación del protozoario viable y su motilidad intacta. Con el desarrollo de pruebas para detectar antígenos o ácidos nucleícos de Trichomonas vaginalis ha permitido extender el tiempo entre la recolección de la muestra o espécimen y la realización de la prueba, así mismo, temperaturas más flexibles para mantener la muestra viable.

El test utiliza una cintilla que emplea de flujo capilar inmunocromatográfico que al contactar la muestra tomada a la paciente detecta las proteínas (antígeno) de la membrana de Trichomonas vaginalis en unos 10 minutos.

Cuando Trichomonas vaginalis está presente los antígenos (proteínas) de la membrana se unen a los anticuerpos presentes en la cintilla originándose o formándose una línea azul en la cintilla. Esta prueba tiene una sensibilidad de 77 a 98% y una especificidad de 99 a 100%; se recomienda no usarla en personas asintomáticas (Šoba, B et al., 2015, Center for Disease Control and Prevention, 2015, Madhivanan et al., 2013)

Técnicas de Amplificación de Ácidos Nucleícos

Actualmente la técnica de Amplificación de Ácidos Nucleícos (TAAN) ha entregado una nueva herramienta eficaz para el diagnóstico de las infecciones por Trichomonas vaginalis. Las TAAN incluyen la Reacción en Cadena de la Polimerasa (PCR), Amplificación medida por Transcripción (TMA) y otras técnicas mediante la replicación y amplificación de millones de copias de una secuencia de ADN o ARN especifica. La sensibilidad de estas técnicas es más elevada que el estudio al fresco, cultivo, detección de antígenos y sondas de Acido Nucleicos, los cuales detectan Trichomonas vaginalis o incluso parte de sus constituyentes. La elevada especificidad de las TANN esta dado por el hecho que los primers y las sondas de secuencias son específicos y únicos para la identificación de Trichomonas vaginalis, es decir que las TAAN no detectan otros microorganismos que habitan normalmente el tracto genitourinario, si no solo Trichomonas vaginalis .
(Hobbs- Seña, 2013)

La elevada sensibilidad de las TAAN combinado con la adecuada recolección de las muestras que permiten preservar el ADN/ARN tiene importancia y ventajas en el diagnóstico de la tricomoniasis tanto en hombres como en mujeres. La sensibilidad de las TAAN empleadas en el diagnóstico de Trichomonas vaginalis ha sido reportada entre un 76 al 100% y una especificidad del 88 al 100%, lo que permite que estos métodos sean usadas en el diagnóstico y la pesquisa de Trichomonas vaginalis en mujeres y hombres. Debido a que no se requiere la viabilidad del microorganismo, la recolección, el almacenamiento, el mantenimiento, el transporte y el procesamiento del espécimen o muestra para realizar la TAAN permite un gran rango de temperatura y de intervalo de tiempo entre la recolección y la realización de la prueba. (Schwebke, J. R., & Burgess, D, 2004, Hobbs-Seña, 2013, Testardini et al., 2016, Schwebke, J. R et al., 2011).

1.Abdolali, M. (2016). Comparison of Three Methods of Clinical Diagnosis, Microscopic and PCR Techniques for Detection of <i>Trichomoniasis</i> in Women in the Yasuj City. Science Journal of Clinical Medicine, 5(1), 12. https://doi.org/10.11648/j.sjcm.20160501.12

2.Carrada-Bravo Teodoro. (2006). Tricomoniasis vaginal. Revista Mexicana de Patología Clínica, 53(3), 151–156.

3.Esteban Sánchez Gaitán. (2018). Manejo de vulvovaginitis en la atención primaria. Revista Médica Sinergia, 3(8), 13–20.

4.Núñez Troconis, J. T. (2020). Diagnóstico de la Tricomonas vaginalis en la mujer. REV CHIL OBSTET GINECOL, 0(0), 175–184. file:///K:/05 ETS Libro/00 Bibliografia/Diagnóstico de la Tricomonas vaginalis en la mujer.pdf

5.Schwebke, J. R., & Burgess, D. (2004). Jane R. Schwebke 1 * and Donald Burgess 2. CLINICAL MICROBIOLOGY REVIEWS, 17(4), 794–803. https://doi.org/10.1128/CMR.17.4.794

6.Testardini, P., Vaulet, M. L. G., Entrocassi, A. C., Menghi, C., Eliseht, M. C., Gatta, C., Losada, M., Touzón, M. S., Corominas, A., Vay, C., Tatti, S., Famiglietti, A., Fermepin, M. R., & Perazzi, B. (2016). Optimization of Trichomonas vaginalis diagnosis during pregnancy at a university hospital, Argentina. Korean Journal of Parasitology, 54(2), 191–195. https://doi.org/10.3347/kjp.2016.54.2.191

CAPÍTULO 10

Sara Nathally Rodriguez Aguinaga
Candidiasis Vulvovaginal (Cvv)

Introducción

La candidiasis vulvovaginal (CVV) es una micosis causada el 90% de las veces por la Cándida albicans, un hongo se encuentra habitualmente en diferentes zonas del cuerpo, y hay diversas circunstancias que pueden favorecer el crecimiento excesivo de estas colonias.

La candidiasis ocasionada por Cándida spp. constituye una de las principales causas de búsqueda de asesoramiento ginecológico, con reportes de más de 10 millones de consultas al año. (Pineda-Murillo et al., 2017). Afecta entre 70 y 75% de las mujeres en edad fértil y se estima que 40 a 50% experimentará recurrencia (cuatro o más episodios al año) (Martin Lopez, 2015). La incidencia es difícil de estimar debido a que es poco reportada por las pacientes ya que han existido tratamientos con gran efectividad de venta libre. (Willems et al., 2020). Los cambios ambientales pueden actuar como determinantes y favorecer la patogenicidad de este organismo comensal, la misma que con su naturaleza saprofita y su habilidad de sobrevivir al hospedero se adhiere a las células descamativas del epitelio oral y vaginal.

Fisiopatología

La candidiasis vulvovaginal, ocurre cuando la Cándida spp. penetra el revestimiento de la mucosa vaginal y causa una respuesta inflamatoria. Las características del sitio afectado y sus mecanismos de respuesta juegan un rol fundamental en la patogénesis de la CVV. Hay diferentes elementos como cambios en el microambiente, que favorecen la producción de factores de transcripción que codifican la formación de la hifa, producción de adhesinas, y generación de enzimas hidrolíticas, las cuales son fundamentales para la adherencia del hongo al epitelio vaginal (Miró et al., 2017). La infección es mediada por enzimas proteolíticas, fosfolipasas y aspartir-proteinasas, y además por la formación de una biopelícula que se encarga de aumentar la patogenicidad mediante:

a. Crecimiento del hongo en una matriz rica en exopolisacáridos, lo que provoca resistencia a antifúngicos.
b. Modificación de interacción entre hongo y célula epitelial.
c. Evasión de la respuesta del hospedero

La inducción y producción de mediadores inmunes, péptidos antimicrobianos y reclutamiento de poblaciones celulares, es esencial para el proceso de inflamación e intervienen poblaciones celulares como los polimorfo nucleares, macrófagos, linfocitos T que contribuyen a la respuesta anti fúngica local. Las células epiteliales producen péptidos antimicrobianos, que están involucrados en la fase inicial de la respuesta inflamatoria y contribuyen a la aparición de síntomas en la CVV. (Miró et al., 2017). La inhibición lograda por mediadores de inmunidad innata evita el establecimiento de la enfermedad mas no la colonización, y cualquier defecto inmunológico local que implique una deficiencia en el componente secretor de inmunoglobulinas puede tener una gran influencia en la transformación de Cándida comensal a patógena. (Pineda-Murillo et al., 2017).

Factores de Riesgo:
Los factores predisponentes para la CVV son varios y por diversos mecanismos, aquellos que predisponen la colonización vaginal no siempre son los mismos que aquellos factores que facilitan la evolución hacia una vaginitis sintomática, están descritos en gráfico 1. (Sobel, 2007)

Graphic 1: Factores de riesgo para CVV

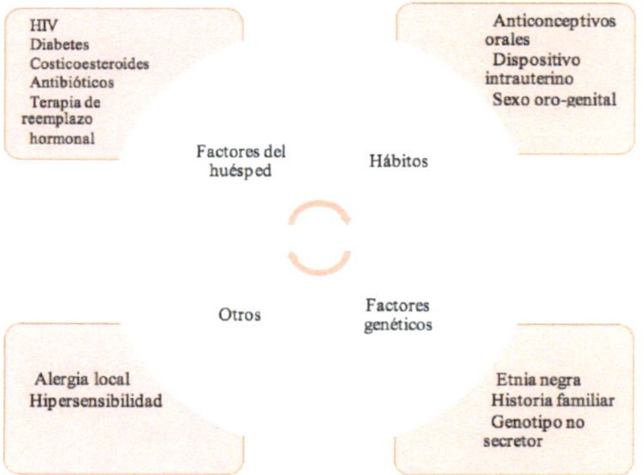

("Infecciones Vaginales Por Cándida:Diagnóstico Y Tratamiento," 2007)

Diagnóstico

El diagnóstico de la candidiasis vulvovaginal (CVV) es clínico en primera instancia, en la tabla 1 se mencionan los principales signos y síntomas, pero es necesario tomar en cuenta que los mismos no son específicos para CVV, por lo que el diagnostico no puede basarse exclusivamente en la clínica, y se utilizan diversos métodos, como los mencionados a continuación.

Tabla 1: Signos y síntomas de CVV

Síntomas	Signos
Prurito	Flujo vaginal como "requesón"
Descenso vaginal	Rash simétrico en vulva
Dispareunia	hinchazón de labios y vulva, con fisuras.
Disuria externa	Lesiones pústulo-papulosas periféricas

a) PH vaginal
• PH normal < 4.5 es característico de CVV (Sobel, 2007)
• PH > 4.5 sugiere vaginosis bacteriana
b) Microscopía

Examen en fresco, con hidróxido de potasio (KOH) o hidróxido de sodio (NaOH), para evidenciar la presencia de pseudohifas y micelios, y sobre todo detectar las "células clave". (Antonio Ciudad-Reynaud, 2007). (R-C)

c) Papanicolaou
Se la puede diferenciar en el frotis de las secreciones cervico-vaginales. (R-C) (Msp, 2014)

d) Cultivo
Es necesario cuando la paciente presente síntomas, pero la microscopía es negativa o pacientes que han tenido falla terapéutica. Este cultivo de la secreción vaginal se lo realiza en agar Sabouraud, medio de Nickerson, (R-C). (Barrenetxea Ziarrusta, 2002).

Diagnóstico Diferencial

Tabla 2: Diagnóstico diferencial de CVV

	Cándida albicans	Vaginosis bacteriana	Trichomona vaginalis
Síntomas	Prurito vulvar, disuria, dispareunia.	Prurito, disuria, dispareunia	Cistalgia, polaquiuria, irritación vulvar, prurito, dispareunia
Exudado vaginal	Escaso o moderado, blanco "requesón" Amarillento, espeso	Moderado, blanco-grisáceo, adherente, homogéneo. Olor a pescado	Abundante, amarillo-verdoso, homogéneo, espumoso
Inspección vulva y vagina	Eritema, edema, Lesiones pústulo-papulosas periféricas	Rara vez eritema, edema	Eritema, inflamación, cuello en frutilla.
Dg	Microscopía Cultivo PH 4- 4.5	PH >4.5 Presencia de "clue cells" Secreción olor a pescado con KOH 10%.	Examen en fresco con fondo oscuro. Examen directo Cultivo Elisa

(Carolina et al., 2003)

Complicaciones

Candidiasis Vulvovaginal Severa

Es aquella CVV con sintomatología muy intensa, es decir la presencia de eritema, edema, fisuras, excoriaciones, asociada con un bajo éxito terapéutico.

Candidiasis Vulvovaginal Recurrente

Se define como la aparición de 4 o más episodios de CVV en un año, los factores predisponentes suelen ser la presencia de comorbilidades como diabetes no controlada, uso de antibióticos, el 75 - 90 % de las veces es es causada por la Cándida albicans, y el 10 -15 % por la Cándida glabrata. (Alsina et al., 2016)

Candidiasis vulvovaginal por Cándida Glabrata

La Cándida glabrata es la responsable de aproximadamente 13% de la CVV, la misma crece a una temperatura máxima de 45 ºC, y ha sido aislada específicamente en pacientes que han sido administradas fluconazol o que han tenido una hospitalización prolongada. (García-Figueroa et al., 2009)

La ausencia de factores como la producción de pseudohifas, favorece la virulencia de esta especie, y el desarrollo de la infección se produce generalmente por disminución de la IgA secretora vaginal y de linfocitos T. Es sensible a la nistatina y anfotericina y se ha descrito resistencia a los azoles. (Pineda-Díaz et al., 2017)

Tratamiento

El tratamiento de la CVV puede ir desde una dosis única hasta tratamiento por 15 días, y depende de las características de cada paciente. Debe basarse en la confirmación del diagnóstico, aplicación de un tratamiento inicial seguido de uno de mantenimiento y tratar también los factores predisponentes. Los antifúngicos azólicos y los polienos como la nistatina han sido introducidos como opciones de tratamiento. (Antonio Ciudad-Reynaud, 2007)

En la actualidad la primera línea de tratamiento para el uso de los antifúngicos azólicos son los imidazoles entre ellos el más utilizado el clotrimazol y Fluconazol con una eficacia terapéutica de 85%, estos pueden ser administrados por vía tópica o local y también por vía oral.(Antonio Ciudad-Reynaud, 2007).

principal mecanismo de acción de los imidazoles es la inhibición de la conversión de lanosterol a ergosterol, produciéndose cambios en la composición lipídica de la membrana celular del hongo, lo que altera la permeabilidad celular y produce una disrupción osmótica e inhibición del crecimiento de la célula anti fúngica. También actúa inhibiendo la síntesis de triglicéridos y fosfolípidos del hongo, y la actividad de enzimas oxidativas favoreciendo la acumulación intracelular de peróxido de hidrógeno, lo que produce daño de organelos celulares y promueve la lisis fúngica(Cararach Tur et al., 2013)

Después de la confirmación diagnóstica, se inicia el tratamiento el cual se puede observar en la tabla 3, es recomendable la abstinencia sexual durante el tiempo del mismo, y también la adherencia al tratamiento juega un rol fundamental a pesar de que exista mejoría clínica rápida, especialmente en regímenes prolongados y esta debe mantenerse hasta que la paciente esté asintomática y se confirme la ausencia de cándidas en el exudado vaginal, el régimen para tratamiento de CVV recurrente se lo encuentra en la tabla 4. (Sociedad Española de Ginecología y Obstetricia (SEGO), 2016)

Tabla 3: Tratamiento en CVV no complicada

Tratamiento	Presentación	Dosis	Días	Disponibilidad en Ecuador	Grado de evidencia / recomendación
Tratamiento tópico					
Clotrimazol	1 óvulo vaginal	100 mg/día	3 – 7 días	SI	E-2A R-B
Clotrimazol	1 óvulo vaginal	500 mg/día	1 día	SI	E-2A R-B
Clotrimazol	2% crema vaginal	5gr /día	7 días	SI	E-2A R-B
Miconazol	2% crema vaginal	5gr / día	14 días	SI	E-2A R-B
ketoconazol	1 óvulo vaginal	400 mg/día	3 días	SI	E-2A R-B
Sertaconazol	1 comprimido vaginal	500 mg/ día	1 día	SI	E-2A R-B
Fenticonazol	1 óvulo vaginal	200 mg/ día	3 días	SI	E-2A R-B
Fenticonazol	1 óvulo vaginal	600 mg/ día	1 día	SI	E-2A R-B
Nistatina	comprimido vaginal/ día	100.000 UI / día	14 días	SI	R-D
Nistatina	Crema vaginal	1 aplicación/ día	14 noches	SI	R-D
Tratamiento oral					
Fluconazol	Un comprimido	150 mg /día	1 día	SI	E-4 R-C
Itraconazol	comprimidos	200 mg/día	3 días	SI	E-2A R-C
Ketoconazol	comprimidos	200 g/ día	5 días	SI	E-2A

(Sociedad Española de Ginecología y Obstetricia (SEGO), 2016)

Tabla 4: Tratamiento para CVV recurrente

Medicamento	Presentación	Dosis	Días
Terapia oral			
ketoconazol	Tabletas 100 mg	1 tab/día	14 días
Fluconazol	Tabletas 150 mg	1tab. cada 3 días	Día 1,3,7.
Terapia intravaginal			
Clotrimazol	2% crema	5gr en la vagina y vulva	14 días
Miconazol	Crema 2% o 4%	5 gr en la vagina y vulva	14 días

(Sociedad Española de Ginecología y Obstetricia (SEGO), 2016)

La tasa de curación de la CVV no complicada después del tratamiento es del 95%, y depende de diversos factores como el cumplimiento de la paciente, es por eso que se recomienda tratamientos de corta duración y altamente efectivos. Estrategias futuras contemplan el uso de lectinas para favorecer la respuesta innata y el uso de Lactobacillus sp que podría ser una alternativa prometedora, costo-efectiva y segura, sobretodo en CVV recurrentes también se realizan estudios sobre vacunas anti-Cándida.(Sobel, 2007).

1.Alsina, M., Arencibia, O., Centeno, C., De la Cueva, P., & Fuertes I. (2016). Infecciones del tracto genital. In AEPCC-Guía: INFECCIONES DEL TRACTO GENITAL INFERIOR. http://www.aepcc.org/wp-content/uploads/2016/12/AEPCC_revista08_INFECCIONES-TI.pdf

2.Antonio Ciudad-Reynaud. (2007). INFECCIONES VAGINALES POR CÁNDIDA:DIAGNÓSTICO Y TRATAMIENTO. Revista Peruana de Ginecología y Obstetricia. https://doi.org/10.31403/rpgo.v53i1005

3.Barrenetxea Ziarrusta, G. (2002). Vulvovaginitis candidiásica. In Revista Iberoamericana de Micologia.

4.Cararach Tur, M., Comino Delgado, R., Davi Armengol, E., Marimon García, E., Martínez Escoriza, J. C., Palacios Gil-Antuñano, S., & Torres Rodríguez, J. M. (2013). La vulvovaginitis candidiásica recurrente. In Progresos de Obstetricia y Ginecologia. https://doi.org/10.1016/j.pog.2012.05.014

5.Carolina, D., Puig, L., De, H., Creu, S., Barcelona, P., & Del, A. (2003). Tratamiento. 17.

6.García-Figueroa, R. B., Araiza-Santibáñez, J., Basurto-Kuba, E., & Bonifaz-Trujillo, A. (2009). Candida glabrata: un oportunista emergente en vulvovaginitis. Cir. & Cir.

7.INFECCIONES VAGINALES POR CÁNDIDA:DIAGNÓSTICO Y TRATAMIENTO. (2007). Revista Peruana de Ginecología y Obstetricia. https://doi.org/10.31403/rpgo.v53i1005

8.Martin Lopez, J. E. (2015). Candidiasis (vulvovaginal). In BMJ clinical evidence. https://doi.org/10.4067/s0716-10182008000400016

9.Miró, M. S., Rodríguez, E., Vigezzi, C., Icely, P. A., Gonzaga de Freitas Araújo, M., Riera, F. O., Vargas, L., Abiega, C., Caeiro, J. P., & Sotomayor, C. E. (2017). Candidiasis vulvovaginal: una antigua enfermedad con nuevos desafíos. Revista Iberoamericana de Micología. https://doi.org/10.1016/j.riam.2016.11.006

10.Msp. (2014). Diagnóstico y tratamiento de la infección vaginal en obstetricia. In Diagnóstico y tratamiento de infección vaginal en obstetricia. Guía de Práctica Clínica. (Vol. 1). http://somossalud.msp.gob.ec/

11.Pineda-Díaz, J., Gómez-Meraz, Y., Xoconostle-Cázares, B., & García-Mena, J. (2017). Detección de Candida glabrata en mujeres mexicanas sanas y con candidiasis vulvovaginal recurrente. Ginecologia y Obstetricia de Mexico.

12.Pineda-Murillo, J., Cortés-Figueroa, A. ángel, Uribarren-Berrueta, T. del N. J., & Castañón-Olivares, L. R. (2017). Candidosis vaginal: Revisión de la literatura y situación de México y otros países latinoamericanos. Revista Médica de Risaralda.

13.Sobel, J. D. (2007). Vulvovaginal candidosis. In Lancet. https://doi.org/10.1016/S0140-6736(07)60917-9

14.Sociedad Española de Ginecología y Obstetricia (SEGO). (2016). Diagnóstico y tratamiento de las infecciones vulvovaginales. Actualizado 2016. In Prog Obstet Ginecol.

15.Willems, H. M. E., Ahmed, S. S., Liu, J., Xu, Z., & Peters, B. M. (2020). Vulvovaginal Candidiasis: A Current Understanding and Burning Questions. Journal of Fungi. https://doi.org/10.3390/jof6010027.

CAPÍTULO 11

María Eugenia Batallas Pereira

Bartolinitis

Introducción

Se define como la presencia de inflamación e infección de las glándulas vestibulares mayores o glándulas de Bartolino en la vulva. (Rocío Fernández Urrusuno, 2012). (Gaitán, 2019)

El mayor número de casos se ha presentado entre los 20 y 29 años de edad. Se estima que el 2% de las mujeres presenta algún episodio de quiste o absceso de la glándula de Bartolino durante el transcurso de la vida. (Édgar E. Rivas-Perdomo, Octubre-Diciembre 2010).

La observación ha demostrado que las mujeres de raza blanca y negra son más propensas a desarrollar quistes o abscesos de las glándulas de Bartolino en comparación con las mujeres hispanas y que la alta paridad se relaciona con un bajo riesgo para el mismo. (Gaitán, 2019).

Se estima que el 2-3 % de las mujeres tendrán un quiste o absceso de la glándula de Bartolino en su vida, se evidenció que los abscesos son 3 veces más comunes que los quistes.

Existe mayor incidencia en mujeres en la tercera década de la vida y, en mujeres mayores de 40 años se debe descartar patología maligna. (Gaitán, 2019)

Etiopatología

La glándula de Bartolino es una glándula localizada en la región vulvovaginal, situada en el introito al nivel del labio mayor. (Amado García Odio, 2017). Cada glándula desemboca en el vestíbulo vaginal mediante un conducto que mide de 2 a 4 cm. La misión de estas glándulas es producir un moco claro y transparente para lubricar el introito. (Domingo, 2019). Aproximadamente miden 1 cm y casi no son palpables a menos que exista enfermedad. (Gaitán, 2019).

Los conductos glandulares se pueden obstruir por la producción de un moco espeso alto en proteínas dando lugar a los quistes de Bartolino, que se pueden observar como tumoraciones no dolorosas situadas hacia las 5 y 7 horas a ambos lados del introito pudiendo adquirir tamaños entre 2 y 5 cm. De características indoloras, aumentan después de cada período de excitación genital y usualmente disminuyen lentamente de tamaño sin llegar a desaparecer. No requieren intervención quirúrgica. Se toma en cuenta que la fiebre y el dolor local e irradiado son signos que diferencian los quistes de Bartolino de la infección o Bartolinitis. (Domingo, 2019)

La Bartolinitis casi siempre es unilateral, se desarrolla en la etapa de actividad sexual, la alta paridad se relaciona con un bajo riesgo de padecer esta enfermedad. (Amado García Odio, 2017)

Los gérmenes causales implicados en el desarrollo de esta patología son: estafilococos, gonococos, estreptococos, colibacilos, proteus, trichomonas vaginalis y, raramente, el bacilo de Koch. (Amado García Odio, 2017), como también lo menciona (Rocío Fernández Urrusuno, 2012)

Ante el diagnóstico de Bartolinitis aun sin constancia de relaciones sexuales y/o agresiones sexuales previas es necesario realizar un estudio de Infecciones de Transmisión Sexual y descartar la presencia de Chlamydia trichomatis y Neisseria gonorrea mediante cultivo y tomas endocervicales y vaginales. También realizar un estudio cervicovaginal para detectar virus del Papiloma Humano. (Domingo, 2019)

La exéresis de la glándula de Bartolino debe practicarse cuando ocurren abscesos a repetición. Tomar en cuenta los intervalos no agudos para la extirpación de la glándula. (Amado García Odio, 2017)

Diagnóstico
Diagnóstico Clínico
Se efectúa a través de una Historia Clínica y exploración física ginecológica directa de la tumoración, que generalmente es unilateral y suele acompañarse de aumento de volumen y/o dolor a la palpación, acompañada de nodularidad glandular lo cual nos guía a la posibilidad de un carcinoma asociado, sobre todo en mujeres mayores de 40 años. (Zarpadiel, 2018)

La infección de la glándula de Bartolino se puede manifestar con características únicas o globales como:

• Tumoración vulvar generalmente localizada a nivel de la horquilla o como a las 4 del reloj.
• Dolor local que aumenta con la deambulación o al estar sentada.
• Aumento de la temperatura local
• Dispareunia (dolor en la relación sexual)
• En casos de infecciones de transmisión sexual presencia de leucorrea.

Diagnóstico Diferencial

Debe considerar una serie de entidades para el diagnóstico diferencial de acuerdo a sus características como se describe en la tabla uno, tales como:

Lesión	Localización	Características
Lesiones quísticas		
Quiste de Bartolino	Vestíbulo	Comúnmente unilateral, asintomático, si permanece pequeño.
Quiste de inclusión epidemoide	Usualmente en el labio mayor	Benigno, móvil, no doloroso, causado por trauma u obstrucción de los conductos poli sebáceos.
Quiste mucoso del vestíbulo	Labio menor, vestíbulo, área periclitoriana	Consistencia suave, menos de 2 centímetros de diámetro, localización superficial, solitario o múltiple, casi siempre asintomático.
Hidroadenoma	Entre el labio mayor y menor	Benigno, crecimiento lento, pequeño de 2mm a 3cm, derivado de las glándulas apócrinas.
Quiste del canal de Nuck	Labio menor, monte de venus	De características suave, puede simular una hernia inguinal
Quiste del conducto de Skene	Adyacente al meato urinario en el vestíbulo	Benigno, sintomático, al ser grande puede causar obstrucción uretral y retención urinaria
Lesiones sólidas		
Fibroma	Labio mayor, cuerpo perineal, introito	Consistencia firme, asintomática, puede desarrollar pedículo, puede presentar degeneración mixomatosa, potencia para malignizarse.
Lipoma	En labio mayor y clítoris.	Benigno crecimiento lento sésil o pediculado
Leiomioma	En labio mayor	Raro, solitario, firme
Acrocordón	En labio mayor	Benigno, tamaño variable, habitualmente pedunculado, puede ser sésil, polipoide en apariencia.
Neurofibroma	Multicéntrico	Pequeño, de apariencia polipoide, múltiple, asociado con enfermedad de Recklinhausen´s.
Angioqueratoma	Multicéntrico	Raro, benigno, vascular, de tamaño y forma variable, solo o múltiple; asociado al embarazo o con enfermedad de Fabry´s.
Carcinoma de células escamosas	Multicéntrico	Relacionado a enfermedades epiteliales en mujeres mayores de 40 años y a HPV en mujeres jóvenes.

Tabla 1. (Zarpadiel, 2018) Editado por: Batallas M. 2020

De acuerdo a la edad, las mujeres mayores de 40 años se presenta un riesgo incrementado de malignidad de 2-7% de todas las lesiones malignas invasivas. (Édgar E. Rivas-Perdomo, Octubre-Diciembre 2010)

Exámenes Complementarios
Las pruebas diagnósticas complementarias son:
• Frotis y cultivos específicos
• Biopsia

Es sustancial realizar cultivos de secreciones y abscesos para identificar los agentes causales y tratamiento específico, sobre todo en casos de recurrencias o resistencia al tratamiento, y considerar los cambios en la flora bacteriana del tracto genital. Se considera necesario realizar tres tomas de muestra para cultivo para detectar patógenos más frecuentes y de preferencia punción y envió del aspirado a laboratorio. (Zarpadiel, 2018)

Tratamiento
Preventivo
Las medidas de prevención de la Bartolinitis no existen salvo la higiene personal y el uso de preservativos en las relaciones genitales. Ante la sospecha del inicio de una Bartolinitis el tratamiento médico precoz con antibióticos de amplio espectro como Amoxicilina/Clavulánico aumenta la eficacia de la terapia (Domingo, 2019)

Curativo
En la mayoría de los casos el tratamiento es quirúrgico. Medidas antibióticas coadyuvantes puede y debe instaurarse mientras el proceso se encuentre en fase flemosa. Tras solucionarse el episodio agudo, en algunos casos pueden producirse episodios agudos de recidiva más o menos frecuentes (hasta 40%) en estos casos se recomienda la resección completa de la glándula (Bartolinitis crónica). (Rocío Fernández Urrusuno, 2012)

Para una mejor identificación tenemos las siguientes referencias de tratamiento como se describe en la tabla 2 y 3:

Símbolo		Significado
	E	Evidencia
	R	Recomendación
✔	/R	Punto de buena practica

Tabla 2. Simbología. Elaborado por: Batallas M. 2020

Calidad De Evidencia		Clasificación De Las Recomendaciones	
Nivel	**Significado**	**Grado**	**Significado**
I	Evidencia procedente de meta análisis de ensayos clínicos aleatorizados.	A	Consiste en adecuada evidencia para recomendar acciones preventivas
II-1	Evidencia procedente de al menos un ensayo clínico controlado no aleatorizado y bien diseñado.	B	Contiene evidencia aceptable para recomendar acciones preventivas.
II-2	Evidencia de estudios de cohorte bien diseñados (prospectivos o retrospectivos), o estudios de caso control preferentemente por más de un centro o grupo de investigación	C	La evidencia es conflictiva y no permite hacer una acción para una recomendación preventiva.
II-3	Evidencia obtenida de comparación entre tiempos o lugares con o sin intervención.	D	Hay evidencia aceptable para no recomendar la acción preventiva
III	Opinión de autores respetadas, basadas en experiencias clínicas.	E	La evidencia es adecuada para no recomendar la acción preventiva

Tabla 3. (Alvarado-García, 2013) Editado por: Batallas M. 2020

Tratamiento		
Generalidades		
Evidencia/Recomendación		**Nivel/ Grado**
E	El tratamiento en las enfermedades benignas de Glándula de Bartolino es: Médico. Quirúrgico (conservador y radical)	III C D
R	En casos de infección de glándula de Bartolino se debe mejorar las condiciones de pacientes con analgésicos, antinflamatorios e iniciar con el esquema de antibióticos de acuerdo con la causa de origen prevalente.	C
R	En casos de quistes de la glándula de Bartolino pequeños y asintomáticos no es necesario dar tratamiento y sí seguimiento clínico.	C

Tabla 4. (Sánchez, 2010) Editado por: Batallas M. 2020

Ante sospecha de infección de transmisión sexual se aconseja tomar una muestra con torunda o aspirado de la glándula de Bartolino y enviar al laboratorio de microbiología. (Domingo, 2019)

Solicitar serología luética y serología VIH. Los compañeros sexuales deben derivarse para el examen y tratamiento de N. gonorrhoeae y C. trachomatis. (Rocío Fernández Urrusuno, 2012)

	Tratamiento	
	Evidencia/Recomendación	Nivel/ Grado
R	Ante identificación del proceso infeccioso se debe usar de primera elección antibióticos de amplio espectro, e incluir antinflamatorios (diclofenaco), analgésicos (paracetamol o ácido salicílico) seguido de drenaje o marzupialización quirúrgica de la lesión cuando no se presenta la forma de absceso.	C D
R	Para el tratamiento antinflamatorio es recomendable, además: Baños de asiento. Compresas calientes. Analgésicos. Antibióticos.	C

Tabla 3. (Sánchez, 2010) Editado por: Batallas M. 2020

	Evidencia/Recomendación	Nivel/ Grado
R	Los antibióticos recomendados en infección de la glándula de Bartolino son:	III
	Penicilina Amoxicilina sola o con ácido clavulánico	C
	Dicloxacilina Clindamicina (en pacientes con alergia a penicilina) Metronidazol Cefalosporinas o quinolonas Clindamicina sola o en casos graves o falta de repuesta se aconseja asociarla a Gentamicina o a Metronidazol Ciprofloxacina.	C IV
R	En caso de identificar al gonococo se puede elegir el tratamiento con: Ceftriaxona, Azitromicina. Doxiciclina.	D
R	Ante infecciones bacterianas, es recomendable informar a las parejas sexuales y tratarlas, con fines de que la enfermedad no persista ni se extienda.	D

Tabla 4. (Sánchez, 2010) Editado por: Batallas M. 2020

Tomando como base las referencias citadas de manera más específica se debe considerar el tratamiento antibiótico de elección para microorganismos recomienda (Rocío Fernández Urrusuno, 2012):

- Anaerobios, E. coli: amoxicilina/ácido clavulánico, opción doxiciclina.
- Neisseria gonorreae: ceftriaxona, opción cicprofloxacina.
- Chlamydia trachomatis: azitromicina opción eritromicina

Quirúrgico

Como se describe en la tabla 5; ante recidiva del proceso agudo se debe tratar quirúrgicamente con una Marzupialización, donde se realiza una nueva apertura permanente para el drenaje glandular. Este proceso es más conservador e indicado cuando la Bartolinitis es bilateral ya que la extirpación de ambas glándulas disminuye la lubricación vaginal.

En caso de realizarse la extirpación de una o las dos glándulas aún quedan disponibles para la lubricación otras secreciones cervicales, vaginales y de las glándulas parauretrales que suplen en parte dicha función. (Domingo, 2019). La extirpación de la glándula de Bartolino no afecta en la respuesta sexual. (Zarpadiel, 2018)

	Tratamiento	
	Evidencia/Recomendación	Nivel/Grado
E	En los abscesos de Bartolino existen algunas técnicas quirúrgicas conservadoras para su manejo, siendo los más reconocidos: - Incisión- drenaje - Marzupialización - Fistulización o colocación del catéter - Aspiración con aguja - Escleroterapia con alcohol - Uso de nitrato de plata - Uso de bióxido de carbono	III
R	Ante la presencia de absceso se debe drenar e indicar antibioticoterapia.	C
R	Para manejo de abscesos se recomienda tratamiento médico farmacológico seguido de la técnica de drenaje ya mencionada.	Ia C

Tabla 5. (Sánchez, 2010) Editado por: Batallas M. 2020

1.Alvarado-García. (2013). Guía de práctica clínica. Diagnóstico y tratamiento de la perimenopausia y la posmenopausia. Revista Médica del Instituto Mexicano de Seguridad Social.

2.Amado García Odio, Y. R. (2017). Quiste grande de la glándula de Bartholin izquierda . Revista Cubana de Cirugía, 68-73.

3.Domingo, P. A. (2019). Alteraciones vulvovaginales . ADOLESCERE • Revista de Formación Continuada de la Sociedad Española de Medicina de la Adolescencia • Volumen VII , 28-28.

4.Édgar E. Rivas-Perdomo, M. (Octubre-Diciembre 2010). QUISTE GIGANTE DE LA GLÁNDULA DE. Revista Colombiana de Obstetricia y Ginecología Vol. 61 No. 4 , 353-358.

5.Gaitán, D. E. (2019). Manejo de abscesos y Quistes de Bartholino . Revista Médica Sinergia, 310-317.

6.Rocío Fernández Urrusuno, C. S. (2012). Guía de Terapéutica Antimicrobiana del Área Aljarafe. Guía de Terapéutica Antimicrobiana del Área Aljarafe, 2ª edición, 155-156.

7.Sanchez, D. J. (2010). diagnosgico y tratamiento de quiste y absceso de Glandula de Bartholin en los tres niveles de atención. Guia de Práctica Clinica GPC, 1-46.

8.Zarpadiel. (2018). Diagnóstico y Tratamiento de quiste y absceso de la glandula de Bartolin. Guia de practica clnica GMP, 1-14.

CAPÍTULO 12

Ana Raquel Revelo Andrade

Cervicitis Gonococica

Introducción

La cervicitis se define como inflamación del cuello uterino. Registrada por primera vez como una entidad clínica en el año 1984, explicada como «la contrapartida en mujeres de la uretritis en los hombres». Dicha inflamación se delimita en las células del epitelio columnar de las glándulas endocervicales, pero puede afectar también al epitelio escamoso del ectocérvix. Puede estar causada por un agente infeccioso, habitualmente de transmisión sexual. (Victoria Ortiz de la Tabla & Félix Gutiérrez, 2019).

Historia

La gonorrea, es una patología causada por la bacteria Neisseria gonorrhoeae. Galeno en el año 130 a.C. acuñó el término gonorrea (que quiere decir en griego "salida de flujo o semilla") por la impresión errónea de considerar a la secreción purulenta una espermatorrea. Dicha enfermedad fue explicada por primera vez, en el año de 1879, por el médico alemán Albert Neisser, quien observo la presencia constante de una bacteria con morfología cocoide, en descargas purulentas de los pacientes infectados. No sólo en descargas vaginales o uretrales, sino incluso en exudado conjuntival, y a este microorganismo lo llamó Micrococcus gonorrhoeae. (Carlos J. Conde-González, Q.B.P., M. EN C., DR. EN C, Felipe Uribe-Salas).

En 1882, Leistikow y Loeffler realizaron por primera vez el aislamiento in vitro de la bacteria, para el año de 1885 Bumm logró cultivos puros de este microrganismo y demostró la relación etiológica mediante la inoculación en personas voluntarias. En este mismo año Trevisan dio el nombre definitivo de Neisseria gonorrhoeae para esta bacteria. (Carlos J. Conde-González, Q.B.P., M. EN C., DR. EN C, Felipe Uribe-Salas).

Epidemiología

Las infecciones cérvico vaginales son tan comunes que se presentan con una incidencia de 7 a 20% de las mujeres; lo clasificamos según su riesgo: en bajo, moderado o alto. Se explica bajo riesgo en aquellas mujeres sin anteriores relaciones sexuales, pero que por la edad tienen riesgo de cáncer cervicouterino (CaCu), así como las histerectomizadas o que tienen una pareja estable durante largo tiempo con citologías previas negativas. Llamamos riesgo moderado a mujeres con relaciones sexuales después de los 20 años de edad y que tienen relaciones habituales con dos parejas sexuales. Y por último alto riesgo cuando inician sus relaciones antes de los 20 años y tienen más de dos parejas sexuales. Otros factores de riesgo importantes en la historia clínica de citologías son células escamosas atípicas de significado incierto, inmunodepresión, enfermedades de transmisión sexual, especialmente condilomas y tabaquismo.   (Lucía Hernández Barragán, 2007)

Patogenia

La Neisseria gonorrhoeae actuando como patógeno genitourinario debe proceder a colonizar en primer lugar la superficie de la mucosa del tracto genital, crecer in vivo bajo condiciones de limitadas de recurso de hierro y evadir la respuesta inmune del hospedero. (Aldo A. Ramírez Moya, 2019).

El gonococo en primera instancia se adhiere a la superficie de los epitelios uretral, endocervical, vaginal. La pilina es una proteína de superficie asociada con la adherencia de N. gonorrhoeae que se encuentra organizada como un multímero en forma de estructura capilar sobre la superficie de la bacteria (peso molecular -PM- de 17 a 21 kilodaltones -kd-). La bacteria piliada se adhiere con mayor eficiencia que la no piliada al epitelio del tracto urogenital; de hecho sólo las primeras son infecciosas, (Aldo A. Ramírez Moya, 2019).

Existe otro componente la proteína I (PI) esta se extiende por la membrana externa del gonococo, se encuentra en trímeros que forman poros en la superficie, por estos entran en la célula algunos nutrientes, y su peso molecular varía entre 34 y 37 kd. A la PI se le ha involucrado en la sero variedad específica de las cepas de gonococo. Se ha logrado observar que cada cepa de gonococo expresa sólo un tipo de PI mediante reacciones de aglutinación con anticuerpos monoclonales, de modo que se distinguen dos tipos, IA y IB, de los cuales 24 serovares son del tipo IA, y 32 serovares, del tipo IB. (Aldo A. Ramírez Moya, 2019).

La proteína II (PII) es transmembranal y participa en la adherencia de los gonococos, permitiendo su unión a las células del hospedero; una parte de la molécula de PII se localiza en la membrana gonocócica externa y el resto se halla sobre la superficie. La expresión de PII es fenotípicamente variable; las bacterias pueden cambiar de PII+ a PII - y a la inversa. Una cepa de N. gonorrhoeae puede tener el potencial genético para la expresión de seis o más PII, diferentes antigénica y funcionalmente. Las cepas de gonococo aisladas a partir de infecciones son normalmente PII+. (Aldo A. Ramírez Moya, 2019).

La proteína III (PM 33 kd) se conserva desde el punto de vista antigénico en todos los gonococos y se relaciona con la PI en la formación de poros en la superficie celular, sin que aparentemente tenga un papel patogénico en la enfermedad. (Aldo A. Ramírez Moya, 2019).

Los gonococos pueden presentar a la par varias cadenas de lipopolisacárido antigénicamente diferentes (LPS), en su pared celular Gram negativa. La toxicidad de las infecciones gonocócicas se debe en gran medida a los efectos endotóxicos del LPS. En caso de infección humana el gonococo elabora una proteasa de la IgA 1 que desdobla e inactiva a la IgA secretora, inmunoglobina que ayuda en la defensa de las mucosas del ser humano. Están tres mecanismos por los cuales la N. gonorrhoeae esquiva a la fagocitosis; el primero es que el gonococo puede expresar antígenos de superficie antifagocíticos. Es decir, aunque los pili bacterianos se encuentran asociados con la adherencia a las células epiteliales, también se ha observado que protegen a la bacteria de la fagocitosis. Asimismo, mientras ciertas PII median la adherencia a los neutrófilos, otras no lo hacen y pueden ser protectoras. En el mecanismo segundo, el gonococo puede expresar antígenos de superficie que plagian a los antígenos naturales del hospedero; por ejemplo, una estructura terminal de los LPS de superficie del gonococo es igual a un precursor de la familia antigénica del grupo Y sanguíneo del humano. Con este antígeno de superficie la bacteria puede evadir el reconocimiento por el hospedero. En último lugar, la N. gonorrhoeae logra penetrar a las células epiteliales y por lo tanto se protege tanto de la inmunidad humoral, como de las células mediadoras de la inmunidad. (Aldo A. Ramírez Moya, 2019).

En sujetos inmunológicamente normales existen dos mecanismos por los cuales el microorganismo puede expresar resistencia estable al suero. El primero es cuando la bacteria no manifiesta el antígeno de superficie (carbohidrato), que es el blanco de anticuerpos bactericidas de la clase IgG. El segundo es la expresión de carbohidratos de superficie adicionales, que bloquean epítopes bactericidas relevantes para la acción del complemento sérico. (Aldo A. Ramírez Moya, 2019).

Diagnóstico
Diagnóstico Clínico
Signos
Cuando se realiza el examen ginecológico la cervicitis se caracteriza por la presencia de un exudado endocervical mucopurulento en el canal endocervical («cervicitis mucopurulenta») y/o la presencia de sangrado que es fácilmente inducible mediante el roce ligero con un hisopo de algodón a través del orificio cervical externo («friabilidad»). Ambos signos pueden estar presentes o existir uno solo de ellos, y la friabilidad es tan frecuente, o incluso más, que la presencia de exudado. (Victoria Ortiz de la Tabla & Félix Gutiérrez, 2019).

Síntomas
Desde el aspecto clínico la cervicitis puede clasificarse en aguda o crónica, esta última representa más números de casos.

1. Cervicitis aguda: presentan cérvix enrojecido, erosión periférica, presencia de secreción vaginal espesa que va desde blanco, amarillo y verde, sangrado postcoito o dispareunia ocasional.
 2. Cervicitis crónica: más frecuente, se caracteriza por la presencia de estafilococos y estreptococos con síntomas muy semejantes a la cervicitis aguda , pero como todo evento crónico persisten más de 3 semanas con congestión hemática en el cuello uterino. (E.J Perea, 2010).

Agrupación Sindrómica
Para la agrupación sindrómica vamos a tomar en cuenta que la cervicitis está dentro de las patologías de un síndrome de secreción vaginal el cual está determinado como la salida de secreción o flujo vaginal que sale a través de la vagina y que puede ser amarillo, perlado, verdoso, escaso, abundante, homogéneo, maloliente y que puede ir acompañado de síntomas específicos como disuria, tenesmo vesical, urgencia miccional, dispareunia. Es muy

común confundir a las infecciones vaginales y cervicales debido a que pueden co-existir, para ello es necesario realizar una adecuada valoración ginecológica (espejo vaginal) la cual permitirá observar el sitio específico de salida de la secreción : vaginal o cervical. Si la salida de secreción proviene del cérvix dar tratamiento para C. trachomatis y N. gonorrhoeae. Si la secreción proviene de la vagina dar tratamiento para el espectro de vaginosis bacteriana y trichomona vaginalis. (atlas de ITS México 5ta edición)

Diagnóstico Diferencial
Vaginosis Bacteriana
Se considera a la vaginosis bacteriana como un síndrome clínico polimicrobiano, derivado del resultado de la sustitución de las especies de Lactobacillus productoras de peróxido de hidrógeno por altas concentraciones de bacterias anaeróbicas (p. ej., Prevotella sp., Mobiluncus sp. y Atopobium vaginae), Gardnerella vaginalis, Mycoplasma hominis, Ureaplasma urealyticum y numerosos anaerobios fastidiosos o no cultivables. Su síntoma cardenal es un incremento importante de la secreción vaginal, la cual es homogénea, delgada, de color blanquecino-grisáceo y se adhiere a las paredes vaginales. Con frecuencia, dicha secreción está también presente en el introito y los labios menores. Otro síntoma diferente es el olor de la secreción, el cual se caracteriza por olor a pescado, causado por la volatilización de las aminas alcalinas (trimetilamina, putrescina y cadaverina) producidas por el metabolismo de las bacterias anaeróbicas. Este olor se incrementa al mezclarlo con KOH al 10%, con las relaciones sexuales y con la menstruación, como resultado de un incremento del Ph. Actualmente el método de referencia para el diagnóstico microbiológico de la VB es la tinción Gram, ya que presenta una sensibilidad del 62 al 100% y una especificidad del 79 al 100%, con una variación interobservador muy escasa.

En cuanto al tratamiento se dispone de 2 antimicrobianos anaerobicidas (metronidazol 500 mg v.o 2 veces al dia durante 7 días y clindamicina crema vaginal al2%, 5g 1 vez al día durante 7 días) (Daniel Romero Herrero y Antonia Andreu Domingo, 2016).

Chlamydia Trachomatis

Cuando una mujer cursa con una infección por Chlamydia se dice que alrededor del 80%, son asintomáticas. Al causar síntomas, origina cuadros de uretritis, proctitis, cervicitis con sangrado post coital, epididimitis, conjuntivitis, y amigdalitis. Al propagarse causa enfermedad inflamatoria pélvica, linfogranuloma venéreo, perihepatitis, artritis y neumonía.

Para establecer el diagnóstico de C. trachomatis se efectúa la técnica de amplificación de ácidos nucleicos (reacción de polimerasa en cadena-RPC). En cuanto al tratamiento de C. trachomatis aplicamos dosis única de azitromicina de 1 g la cual produce una mejorar al 95% de las pacientes infectadas. Además de evitar las complicaciones, el tratamiento previene la trasmisión y evita la reinfección por parejas sexuales infectadas. Una segunda infección por C. trachomatis aumenta en 20% el riesgo de complicaciones (Andrea Huneeus-Vergara, 2018).

Virus del Herpes

La sífilis es causada por la espiroqueta Treponema pallidum. La transmisión ocurre a través de contacto con lesiones activas, fluidos corporales infectados, o transfusión de sangre o puede adquirirse en el útero. Una vez que se establece la infección, hay una rápida diseminación sistémica, incluso al sistema nervioso. El período de incubación es aproximadamente 21 días, momento en el que un indoloro chancro se desarrolla en el sitio de inoculación. Estas lesiones a menudo pasan desapercibidas, especialmente en mujeres.

La lesión puede estar acompañado de linfadenopatía regional, fiebre o malestar general, a menudo es autolimitado y se resuelve dentro de unos días a semanas (3–90 días). Sin tratamiento, la infección puede progresar a secundaria y fase terciaria.

La sífilis secundaria se presenta como lesiones de la membrana o erupción cutánea, aproximadamente a 10 semanas después de la inoculación. La erupción es macular. y se caracteriza por no causar prurito y puede estar asociado con linfadenopatía regional o síntomas sistémicos. Las lesiones son típicamente de 5 a 10 mm y de color rojo y a medida que avanzan pueden volverse papulares o papulo escamosas. Aproximadamente 50% a 80% de los casos tienen la erupción en las palmas y las plantas. Al igual que el chancro primario, la erupción se resuelve con o sin tratamiento y la infección entra en un fase latente, la cual se divide en temprana (infección adquirida dentro del año anterior) o tarde (infección adquirido> 1 año o duración desconocida). En esta etapa latente, la mayoría de las personas no son infecciosas, la principal excepción las mujeres embarazadas que puede transmitir la infección verticalmente a su feto. La mayoría de los pacientes con sífilis latente permanecen en esta etapa. indefinidamente; sin embargo, hasta el 25% de los pacientes con la sífilis no tratada continúa desarrollando manifestaciones terciarias.

Las pruebas serológicas siguen siendo el estándar para el diagnóstico, y se recomienda que todos los pacientes con sospecha de sífilis deben someterse a pruebas serológicas. La mayoría de las pruebas implican un proceso de 2 pasos: primero, la realización de una prueba no treponémica, la prueba con la reagina rápida de plasma (RPR) o laboratorio de investigación de enfermedades venéreas o VDRL, y segundo, seguido de una confirmación de prueba de anticuerpos treponémicos de IgM humana y Anticuerpos IgG contra T pallidum con pruebas de absorción de anticuerpos.

La penicilina sigue siendo la terapia de primera línea para todos etapas de la sífilis, primaria, secundaria, y la sífilis latente temprana se tratan con una sola dosis intramuscular de 2.4 millones de unidades de penicilina G benzatina. La sífilis latente tardía y sífilis terciaria son tratadas con 2,4 millones de unidades de penicilina G benzatina por vía intramuscular, semanalmente, por 3 semanas consecutivas. (Lindsay Smith, 2015).

Trichomonas Vaginalis
Trichomonas vaginalis es un protozoario flagelado unicelular de forma ovoide, pertenece a la clase Parabasalia, orden Trichomonadida (Uribarren Berrueta, 2015). El núcleo celular de este parásito es grande, ovalado y bien localizado. (Castro Arteaga & González Cabrera, 2013). El ser humano es el único hospedero natural de Trichomonas vaginalis, la cual es capaz de sobrevivir y reproducirse en la mucosa de las vías urinarias y genitales tanto de hombres como mujeres. (Castro Arteaga & González Cabrera, 2013). El

trofozoíto crece en condiciones anaerobias, no produce quistes, su reproducción es por fisión binaria y se alimenta fagocitando bacterias y otras partículas. Puede sobrevivir en condiciones bajas de oxígeno siempre y cuando la presión parcial de CO_2 sea la adecuada. (Kusdian & Gould, 2015).

Los síntomas principalmente se caracterizan por flujo vaginal, irritación e inflamación vulvar, y micro hemorragias cervicales puntiformes. En los hombres lo más característico es que pueden pasar asintomáticos, pero en ciertas ocasiones pueden padecer inflamación de la uretra, secreción uretral y disuria. (Sherrard, et al, 2014).

En cuanto al tratamiento se mantiene al metronidazol como agente principal. Se puede administrar una dosis única de metronidazol de 2g o también se pueden administrar dosis de 500 mg cada 12 horas durante un periodo de 7 días, siendo esta última la más recomendable en la actualidad. Es importante recalcar que el tratamiento debe ser recibido por ambos miembros de la pareja sexual. (Uribarren Berrueta, 2015).

Examenes Complementarios
Utilizaremos como uno de los criterios de mayor aceptación a la presencia de flujo mucopurulento o la existencia de > 30 PMN/campo en la secreción endocervical. En un reciente estudio se evaluaron tres posibles definiciones de caso: una «clínica» (presencia de flujo mucopurulento), otra «microscópica» (> 30 leucocitos/campo de gran aumento) y una definición combinada «microscópica y clínica». La definición exclusivamente «clínica» y la «combinada» resultaron ser las de mayor utilidad para la predicción de infección. Con la definición de caso combinada «microscópica y clínica» se obtuvo el valor predictivo positivo más alto y la especificidad más elevada, aunque con menor sensibilidad para predecir infección por los patógenos más comunes (Lusk MJ, Garden FL, Rawlinson WD, Naing ZW, Cumming RG, Konecny P, 2016),

Para la obtención del diagnóstico etiológico debe realizarse un correcto examen ginecológico en donde se elimina la secreción vaginal utilizando una torunda seca, la cual eventualmente se desecha. Posteriormente se comprime con suavidad el cuello del útero con el espéculo se introduce torunda fina en el canal endocervical. No deben emplearse torundas de alginato cálcico o con el vástago de madera, ya que pueden inhibir tanto el crecimiento en cultivo celular como las técnicas de AAN (Alonso R, Galán JC, 2012).

Es conveniente impregnar al menos dos torundas para destinar una de ellas al examen microscópico y los cultivos y la otra a las pruebas de AAN. La tinción de Gram del exudado endocervical puede ser de utilidad en el diagnóstico de la cervicitis gonocócica (presencia de diplococos gramnegativos), aunque tiene una baja sensibilidad y especificidad y sus resultados pueden verse influidos tanto por la experiencia del observador como por la posible interferencia con la microbiota o leucocitos propios de a vagina y no del moco cervical. La muestra del exudado endocervical debe ser cultivada en los medios habituales, incluyendo un medio selectivo para N. gonorrhoeae (Thayer-Martin o Martin-Lewis) y T. vaginalis. También deben utilizarse medios generales, como el agar-sangre y el agar-chocolate, para la recuperación de bacterias menos habituales, ya que existen algunas cepas de N. gonorrhoeae que pueden inhibirsex en los medios selectivos. (Watson EJ, Templeton A, Russell I, Paavonen J, Mardh PA, Stary A,2002).

Tratamiento
Tratamiento Preventivo
Es importante como principal método preventivo la educación sexual y la colaboración de cada individuo en el autocuidado de la salud sexual, dichos procedimientos son considerados altamente efectivos. De igual manera una vez que se ha diagnosticado alguna ETS es importante crear conciencia sobre la abstinencia sexual durante la presencia de lesiones activas o durante los lapsos de tratamiento, tanto para el paciente como para la pareja sexual. Como otro método alternativo el correcto uso del condón es altamente confiable para evitar la transmisión de estas infecciones. (K Workowsky, 2015).

Tratamiento Curativo
Para minimizar la transmisión y la reinfección, se debe indicar a las mujeres tratadas por cervicitis que se abstengan de tener relaciones sexuales hasta que ellas y su (s) pareja (s) hayan recibido un tratamiento adecuado (es decir,

durante 7 días después de la terapia de dosis única o hasta la finalización de un 7 régimen de día) y los síntomas se han resuelto. Las mujeres que reciben un diagnóstico de cervicitis deben hacerse la prueba de VIH y sífilis. (Kimberly A, 2015).

Tratamiento para Infecciones Gonocócicas No Complicadas

MEDICAMENTO	DOSIS
CEFTRIAXONA	250 MG IM QD
AZYTROMICINA	1 GR VO QD

Régimen Alternativo: si ceftriaxona no está disponible.

MEDICAMENTO	DOSIS
CEFIXIME	400 MG VO QD
PLUS	
AZITROMICINA	1 GR VO QD

(Kimberly A. Workowski, MD, Gail A. Bolan, MD)

Manejo de las parejas sexuales: el manejo de las parejas sexuales de las mujeres tratadas por cervicitis debe ser apropiado para la ETS específica identificada o sospechada. Todas las parejas sexuales en los últimos 60 días deben ser derivadas para evaluación, prueba y tratamiento presuntivo si se identificó o sospechó clamidia, gonorrea o tricomoniasis en las mujeres con cervicitis. El EPT u otras estrategias efectivas de derivación de pareja (ver Servicios para parejas) son enfoques alternativos para tratar parejas masculinas de mujeres que tienen clamidia o infección gonocócica (93-95). Para evitar la reinfección, las parejas sexuales deben abstenerse de tener relaciones sexuales hasta que ellas y sus parejas reciban un tratamiento adecuado. (Kimberly A. Workowski, MD, Gail A. Bolan, MD,2015)

Cervicitis persistente o recurrente: las mujeres con cervicitis persistente o recurrente a pesar de haber sido tratadas deben ser reevaluados por posible reexposición o fracaso del tratamiento a la gonorrea o clamidia. Si se ha excluido la recaída y / o la reinfección con una ETS específica, la VB no está presente y las parejas sexuales han sido evaluadas y tratadas, las opciones de manejo para la cervicitis persistente no están definidas; Además, la utilidad de la administración repetida o prolongada de antibióticos para la cervicitis sintomática persistente sigue siendo desconocida. La etiología de la cervicitis persistente, incluido el papel potencial de M. genitalium (490), no está clara. M. genitalium podría considerarse para casos de cervicitis clínicamente significativa que persiste después de la terapia con azitromicina o doxiciclina en la que es poco probable la reexposición a una pareja infectada o la falta de adherencia médica. En entornos con ensayos validados, las mujeres con cervicitis persistente podrían hacerse la prueba de M. genitalium con la decisión de tratar con moxifloxacina en función de los resultados de las pruebas de diagnóstico. En las mujeres tratadas con síntomas persistentes que son claramente atribuibles a la cervicitis, se puede considerar la derivación a un especialista ginecológico. (Kimberly A. Workowski, MD, Gail A. Bolan, MD,2015).

1.Victoria Ortiz de la Tabla & Félix Gutiérrez, 2019. Servicio de Microbiología, Hospital Universitario San Juan de Alicante, Sant Joan d'Alacant, Alicante, España b Unidad de Enfermedades Infecciosas, Hospital General Universitario de Elche, universidad Miguel Hernández, Elche, Alicante, España

2.(CARLOS J. CONDE-GONZÁLEZ, Q.B.P., M. EN C., DR. EN C., FELIPE URIBE-SALAS). Gonorrea: la perspectiva clásica y la actual.

3.Lucía Hernández Barragán, 2007. Enfermedades del Tracto Genital Inferior Vol. 1, No.1 Julio-Septiembre 2007 pp 6-13.

4.Aldo A. Ramírez Moya, 2019. Gonorrea, infecciosa, venérea.

5.E.J. Perea Departamento de Microbiología. Universidad de Sevilla. Sevilla. España, Medicine. 2010;10(57):3910-4Victoria

6.Atlas de ITS México 5ta edición.

7.D. Romero Herrero y A. Andreu Domingo / Enferm Infecc Microbiol Clin. 2016;34(Supl 3):14-18

8.Andrea Huneeus-Vergara, Humberto Soriano-Brücher, Ricardo Pommer-Tellez, Luis Delpiano-Méndez, Francisca Salas-Pacheco, Pablo Céspedes-Pino y Carolina Schulin-Zeuthen. Documento: Chlamydia trachomatis: fundamentos de la importancia del cribado en el sistema público de salud, 2018.

9.Lindsay Smith, MD, Michael P. Angarone, DO, Primary prevention, behavior modification counseling, partner notification, and early treatment continue to be the mainstays in preventing the spread of STIs. 2015 Elsevier Inc. All rights reserved.

10.Uribarren Berrueta, T. (Agosto de 2015). Departamento de Microbiología y Parasitología-Recursos en Parasitología. Recuperado el 13 de Octubre de 2015, de Universidad nacional Autonoma de Mexico: http://www.facmed.unam.mx/deptos/ microbiologia/parasitologia/tricomoniasis.html

11.Castro Arteaga, E. M., & González Cabrera, A. N. (2013). Prevalencia de Vaginosis y Vaginitis en Mujeres de 18 a 45 Años que Acuden a Consulta Externa de la Clínica Humanitaria Fundación Pablo jaramillo Crespo. Cuenca: Universidad de Cuenca.

12.Kusdian , G., & Gould, S. B. (2015). The biology of Trichomonas vaginalis in the light of urogenital tract infection. Molecular & Biochemical Parasitology. Obtenido de http://dx.doi.org/10.1016/j.molbiopara.2015.01.004

13.Sherrard, J., Ison, C., Moody, J., Wainwright, E., Wilson, j., & Sullivan, A. (2014). United Kingdom National Guideline on the Management of Trichomonas Vaginalis 2014. International Journal os STD & AIDS, 541-549.

14.Lusk MJ, Garden FL, Rawlinson WD, Naing ZW, Cumming RG, Konecny P. Cervicitis aetiology and case definition: A study in Australian women attending sexually transmitted infection clinics. Sex Transm Infect. 2016;92: 175–81

15.Alonso R, Galán JC, Gutiérrez Fernández J, Rodriguez-Dominguez M, Salinas J, Sanbonmatsu Gámez S. Diagnóstico microbiológico de las infecciones por Chlamydia spp. y especies relacionadas. En: Galán JC, Cercenado Mansilla E, Cantón Moreno R, editores. Procedimientos en Microbiología Clínica. Sociedad Espa˜nola de Enfermedades Infecciosas y Microbiología Clínica (SEIMC); 2012.

15.Watson EJ, Templeton A, Russell I, Paavonen J, Mardh PA, Stary A, et al. The accuracy and efficacy of screening tests for Chlamydia trachomatis: A systematic review. J Med Microbiol. 2002;51:1021–31

16.K Workowsky, G Bolan. June 5, 2015. Consultado el 13 de abril de 2016. Centers for Disease Control and Prevention. Sexually Transmitted Diseases Treatment Guidelines 2015. Recommendations and Reports vol 64 n°3

17.Kimberly A. Workowski, MD1,2 and Gail A. Bolan, MD1, 2015. Sexually Transmitted Diseases Treatment Guidelines. Division of STD Prevention, National Center for HIV/AIDS, Viral Hepatitis, STD, and TB Prevention Emory University, Atlanta, Georgia

CAPÍTULO 13

Ivanna Nicole Cazar Taipe

Cervicitis No Gonocócica

Introducción

La cervicitis es un proceso inflamatorio del cuello uterino. La prevalencia exacta de la cervicitis es difícil de definir porque no existe una definición estándar o un reporte de casos entre los estudios, y la prevalencia probablemente varía según la población. En las clínicas de infecciones de transmisión sexual en Estados Unidos, se determinó que puede afectar del 30 al 45 por ciento de las pacientes (Powell & Nyirjesy, 2020).

La cervicitis puede presentar diferentes manifestaciones, principalmente puede presentarse una secreción purulenta o mucopurulenta que se visualiza en el canal endocervical o que puede verse en un frotis endocervical (Young & Argáez, 2017). Anatómicamente, el cérvix concurre en la parte inferior del útero, este tiene dos partes, el endocérvix que histológicamente se encuentra cubierta por epitelio cilíndrico y la otra es el ectocérvix que está cubierta por epitelio plano, generalmente en la cervicitis las células del epitelio cilíndrico de las glándulas endocervicales son las más susceptibles a sufrir daño, también puede afectarse el ectocérvix pero en menor medida. El canal endocervical se encuentra más comprometido por patógenos como Chlamydia trachomatis y Neisseria gonorrhoea, por otro lado el ectocérvix es más susceptible a patógenos asociados con la vaginitis, como Trichomonas vaginalis y Candida spp (Ortiz-de la Tabla & Gutiérrez, 2019).

Las hormonas influyen en el comportamiento de la mucosa cervicovaginal. De esta forma, los estrógenos pueden originar ectopia cervical, es decir, la protrusión epitelio columnar del endocérvix hacia el ectocérvix visible, que normalmente se presenta en adolescentes, embarazos y mujeres que toman contraceptivos estrogénicos. También permiten que el epitelio escamosos cerviovaginal tenga un grosor adecuado. La progesterona, por su lado, puede causar un adelgazamiento del epitelio escamoso. Además las hormonas también intervienen en la calidad del moco endocervical. Por otra parte, el ácido láctico impulsa una actividad antimicrobiana en el moco endocervical, gracias también a un pH bajo y los péptidos antimicrobianos (Hein et al., 2002).

La cervicitis aguda se presenta por una infección con un organismo que posiblemente ha sido adquirido sexualmente, entre los más comunes tenemos a la Chlamydia trachomatis o Neisseria gonorrhoeae. A pesar del uso de pruebas diagnósticas altamente sensibles es posible que en muchas mujeres, dichos organismos no sean detectados (Goje, 2019). En algunos estudios se ha establecido que la cervicitis por clamidia es más frecuente que el gonococo, pero ambas afectan principalmente al epitelio columnar del endocérvix (Powell, 2020). En este capítulo se describe particularmente la cervicitis infecciosa de tipo no gonocócica.

El Centro para el Control y la Prevención de Enfermedades (CDC) estableció que anualmente se producen al menos 19 millones infecciones de transmisión sexual (ITS), casi el 50% de ellas en personas de 15 a 24 años, no solo hay que tener en cuenta las consecuencias latentemente graves para la salud, sino también los gastos económicos altísimos que generan las ITS, los costos médicos pueden ascender a $ 17 mil millones en un solo año (CDC, 2012).

Una conducta sexual de riesgo, múltiples parejas sexuales, historial de ITS, inicio de relaciones sexuales a temprana edad, parejas sexuales que practican o han practicado conductas sexuales de alto riesgo o han tenido una ITS, vaginosis bacteriana, escolaridad baja, nivel socioeconómico bajo, son los principales factores de riesgo para desarrollar cervicitis no gonocócica (Marrazzo et al., 2006).

Etiología
Son varios los agentes infecciosos de tipo sexual que pueden originar una cervicitis no gonocócica. La Chlamydia trachomatis, el virus del herpes simple (VHS), la trichomonas vaginalis, el Mycoplasma genitalium y el herpes genital son las más comúnmente descritos en la literatura (Workowski et al., 2015). No se ha encontrado evidencia que señale al virus del papiloma humano como inductor de cambios cervicales, pero puede generar otros cambios histológicos (Lukic et al., 2006).   En la tabla 1 se describe los agentes infecciosos con sus características.

Tabla 1. Agentes etiológicos.

Agente etiológico	Generalidades
Chlamydia trachomatis	Es el agente más frecuentemente identificado en mujeres con cervicitis, con una frecuencia de aislamiento que varía del 10 al 50% en los estudios publicados. Bacilo gram negativo. Entre un 70-80 % de las mujeres son asintomáticas.

Trichomonas vaginalis	50% de los casos son asintomáticos. Parásito protozoario. Asociada con inflamación cervical y con incremento del riesgo de transmisión del VIH.
Mycoplasma genitalium	Es la bacteria autorreplicante más pequeña que se conoce. No posee pared celular y, por lo tanto, no se puede detectar en una muestra mediante la tinción de Gram. Algunos autores han estimado su prevalencia global en mujeres entre el 1 y el 6,4%
Virus herpes simple	Virus de doble cadena de ADN. Tanto el tipo 1 y 2 puede causar cervicitis

Diagnóstico
Diagnóstico Clínico

En la mayoría de los casos la cervicitis no gonocócica no produce síntomas, justamente en eso radica la importancia de su diagnóstico y tratamiento, puesto que la infección sin tratar puede generar alteraciones cervicales y la cronicidad de estas alteraciones puede desembocar en enfermedades más complejas como salpingitis, endometritis y enfermedad pélvica inflamatoria (EPI) y graves consecuencias en gestantes. En pacientes que sí presentan síntomas, lo más común es encontrar un aumento anormal del flujo vaginal y/ o hemorragia intermenstrual relacionada con el coito, y suelen aparecer otros síntomas que son muy inespecíficos. (Ortiz-de la Tabla & Gutiérrez, 2019).

El abordaje parte desde un adecuado y completo llenado de la historia clínica, el examen físico es crucial para la evaluación y el diagnóstico de cervicitis, sin embargo no debe limitarse a la región pélvica. El examen pélvico debe realizarse de manera responsable y eficaz. Antes de cualquier examen y más aún de un examen ginecológico se debe explicar a la paciente lo que se va a hacer, realice la inspección de los genitales externos con buena iluminación, tenga en cuenta las lesiones cutáneas como; verrugas, úlceras, vesículas, excoriaciones o una posible linfadenopatía inguinal (Ollendorff, 2017).

Si existe sospecha de cervicitis, después de la evaluación visual del cuello uterino, para excluir la EPI se debe realizar un examen bimanual de los órganos pélvicos. A la cervicitis se la define clínicamente por la presencia de secreción mucopurulenta o friabilidad en el orificio endocervical, este sangrado fácilmente inducido puede ser un indicador más sensible de infección por clamidia cervical que la presencia de exudado purulento. Uno de los signos más representativos incluyen edema del ectropión cervical o también conocido como ectopia edematosa (Marrazzo & Martin, 2007).

Los signos de cervicitis no gonocócica pueden ser inespecíficos y las características por agente etiológico tienen muchas similitudes entre ellas como se explica a continuación.

- Chlamydia trachomatis: únicamente del 10 al 20% de los casos de infección en mujeres se asocian con signos clínicos de cervicitis, lo que podría ser debido tanto a diferencias en la susceptibilidad del huésped como a la variabilidad en la patogenicidad de las cepas (Geisler et al., 2001). El período de incubación de la enfermedad sintomática varía de 5 a 14 días después de la infección. Sin embargo, no está claro cuánto tiempo las personas con enfermedad asintomática pueden transmitir la infección. Las pacientes pueden presentar: disuria, dispareunia, flujo vaginal de mal olor, sangrados intermestruales (Hsu, 2020).
- Trichomonas vaginalis: puede originar una inflamación erosiva del epitelio ectocervical que puede dar lugar a un amplio rango de alteración epitelial, desde pequeñas petequias a grandes hemorragias. La patogenia de dichas lesiones podría ser debida, al menos en parte, a factores citotóxicos elaborados por este pprotozoo, como las proteasas capaces de degradar algunos factores endógenos que protegen la integridad del epitelio cervicovaginal, principalmente el denominado inhibidor de la proteasa secretora de los leucocitos (Draper et al., 2000). Puede haber un aumento de la secreción vaginal maloliente, eritema de la mucosa vaginal y del introito, prurito, dispareunia y disuria. Ocasionalmente puede aparecer dolor hipogástrico.
- Mycoplasma genitalium: el diagnóstico se lo realiza con técnicas de amplificación de ácidos nucleicos (AAN), varios estudios señalan la presencia de mycoplasma desde el 0,1% al 20% en pacientes asintomáticas, también se estableció un alto porcentaje de coinfecciones, entre ellas se encuentran el M. genitalium con C.trachomatis 5,3% y M. genitalium con T. vaginalis 4,5% (Gaydos et al., 2009). Un metaanálisis concluyó que la infección por M.genitalium estaba estrechamente relacionado con cervicitis, EPI, embarazo pretérmino y aborto espontáneo (Lis et al., 2015).

Virus herpes simple: en pacientes con infección primaria por VHS-2, la presencia de síntomas es más frecuente, pueden aparecer lesiones erosivas y hemorrágicas difusas, más comúnmente en el epitelio ectocervical, tras la presencia recurrente de infección genital por VSH-2 la paciente puede presentar nuevamente cervicitis pero con manifestaciones más leves que las producidas durante la infección primaria (Corey & Simmons, 1997).

Es importante conocer los diagnósticos diferenciales y entre ellos podemos encontrar los siguientes:
- Cervicitis gonocócica.
- Vaginosis bacteriana: el flujo vaginal asociado con la vaginosis bacteriana (VB) se ha descrito de color gris o blanquecino y de mal olor, mientras que el de la cervicitis es purulento o mucopurulento de un color amarillento (Sobel, 2020).
- Candidiasis vulvovaginal: existe un flujo mínimo con placas pastosas en la pared vaginal. Se debe de sospecha de cándida si la paciente presenta rash geográfico simétrico en la vulva o en el área perinea. (Ciudad-Reynaud, 2007)
- EPI y endometritis: la cervicitis sola o en fase aguda no suele provocar dolor pélvico o abdominal. Sin embargo, la mayoría de mujeres con endometritis asociada o enfermedad inflamatoria pélvica (EPI) presentar dolor. La sensibilidad al movimiento cervical o sensibilidad uterina o sensibilidad anexia, son signos sugestivos de EPI y puede presentarse con secreción cervical mucopurulenta o leucorrea (Ross, 2020).
- Los síntomas de vulvovaginitis por Candida a menudo ocurren en el período premenstrual, mientras que los síntomas de VB a menudo ocurren durante o inmediatamente después del período menstrual. Los síntomas de la cervicitis generalmente no siguen ningún patrón de tiempo específico. (Ciudad-Reynaud, 2007)
- Las mujeres con lesiones cervicales erosivas sugestivas de cáncer deben ser evaluadas más a fondo con papanicolaou, colposcopia, biopsia cervical y derivación a un ginecólogo según sea necesario (Frumovitz, 2020).
- Las mujeres cuyas pruebas de infección son negativas deberán ser evaluadas para dermatitis de contacto, alergia y dermatosis como el liquen plano (Sobel, 2020).

• Las mujeres posmenopáusicas pueden tener cervicitis como resultado de su estado hipoestrogénico, pero generalmente también tienen hallazgos de vaginitis atrófica (Bachmann, 2020).

Exámenes Complementarios

Si por la clínica y el examen cervical de la paciente se sospecha de cervicitis, se debe realizar exámenes adicionales para determinar la causa y excluir las ITS.

• PH vaginal y microscopía salina: los estudios demuestran que algunas mujeres con cervicitis pueden tener vaginitis asociada (Sobel, 2020).
• Pruebas de clamidia y gonorrea: la amplificación de ácido nucleico es la prueba de elección para descartar o confirmar N. gonorrhoeae y C. trachomatis. Las muestras se pueden obtener con un hisopo de fluido vaginal de una muestra endocervical, idealmente el hisopo se debe rotar dentro del canal endocervical mientras se aplica una presión lateral suave (Ghanem, 2020).
• Pruebas de VB y tricomoniasis: tanto la microscopía, como la prueba de amina (olfateo) y el pH vaginal son útiles para identificar la VB. La sensibilidad de la microscopía para detectar T. vaginalis es apenas del 50%, por esto se recomienda haer NAAT a las mujeres sintomáticas con cervicitis y microscopía negativa para tricomonas (Sobel, 2020).
• Pruebas para M. genitalium: como ya se había mencionado previamente los NAAT son el único método útil para detectar o descartar M. genitalium. (Martin, 2020).

Las pruebas de rutina para infecciones que no sean T. vaginalis , gonorrea, clamidia, M. genitalium y VB no son útiles a menos que se sospeche un organismo específico, como el VHS (Albrechet, 2020). Es verdad que realizar tinciones Gram e histopatología/citología, no son pruebas útiles para evaluar a las mujeres con hallazgos de cervicitis en el examen físico, sin embargo en la atención primaria es muy difícil contar con todos los exámenes de laboratorio, por esto se muestran las siguientes recomendaciones:

Tanto el grado de inflamación cervical como los signos y síntomas acompañantes pueden ser muy variables, y además el valor predictivo de los signos cervicales sugestivos de cervicitis puede variar en función de la edad y de otros factores de riesgo relacionados con ITS. Para confirmar la existencia de inflamación cervical puede realizarse también un examen microscópico mediante tinción de Gram, cuantificando los leucocitos polimorfonucleares (PMN) en la secreción endocervical, se considera significativo un recuento >30PMN/campo (Manhart et al., 2003).

Un estudio transversal de 558 mujeres en tres clínicas de infección de transmisión sexual en Sydney, Australia, entre 2006-2010, examinó las asociaciones de patógenos y comportamiento de la cervicitis utilizando tres definiciones de cervicitis: microscopía >30PMN/campo, secreción cervical amarilla y/o mucopurulenta o ambos factores combinados (Lusk et al., 2015).

Tratamiento

Para el manejo de la cervicitis no gonocócica, encontrarán los niveles de evidencia y recomendaciones para cada agente etiológico implicado en la cervicitis. Los niveles de evidencia y recomendaciones están descritos en las siguientes tablas.

Tabla 2. Niveles de evidencia

Nivel de evidencia	Tipo de estudio
Ia	Evidencia para meta-análisis de los estudios clínicos aleatorios.
Ib	Evidencia de por lo menos un estudio clínico controlado aleatorios.
IIa	Evidencia de por lo menos un estudio controlado sin aleatoridad.
IIb	Al menos otro tipo de estudio cuasiexperimental o estudios de cohorte.
III	Evidencia de un estudio descriptivo no experimental, tal como estudios comparativos, estudios de correlación, casos y controles y revisiones clínicas.
IV	Evidencia de comité de expertos, reportes opiniones o experiencia clínica de autoridades en la materia o ambas.

Tabla 3. Grado de recomendación

Grado de recomendación	Significado
A	Extremadamente recomendable: buena evidencia de que la medida es eficaz y los beneficios superan ampliamente a los perjuicios.
B	Recomendable: al menos moderada evidencia de que la medida es eficaz y los beneficios superan a los perjuicios.
C	Ni recomendable ni desaconsejable: al menos moderada evidencia de que la medida es eficaz, pero los beneficios son muy similares a los perjuicios y no puede justificarse una recomendación general.
D	Desaconsejable: al menos moderada evidencia de que la medida es ineficaz o de que los perjuicios superan a los beneficios.
I	Evidencia insuficiente: de mala calidad o contradictoria, y el balance entre beneficios y perjuicios no puede ser determinado.

La prevención para no contraer una ITS se basa en cumplir con las siguientes cuatro actividades según la OMS (Organización Mundial de la Salud)

1. Educación de los individuos en riesgo sobre las modalidades de transmisión de la enfermedad y los medios para reducir el riesgo de transmisión (Recomendación A).
2. Detección de infección en sujetos asintomáticos y en sujetos que presentan síntomas, pero que probablemente no consulten servicios diagnósticos y terapéuticos (Recomendación A).
3. Tratamiento efectivo de los individuos infectados que acuden a consulta (Recomendación A).
4. Tratamiento y educación de las parejas sexuales de individuos infectados (Recomendación A).

Además, recomendar el uso de preservativo en las relaciones sexuales para promover sexo protegido (Recomendación C). Se recomienda iniciar tratamiento empírico en la primera visita en pacientes en los que no se pueda asegurar el seguimiento o si se usa una prueba de diagnóstico relativamente insensible en lugar de la prueba de amplificación de ácido nucleico. (Evidencia III, recomendación C).

La pauta de tratamiento empírico recomendada en la mayoría de las guías es azitromicina, 1g por vía oral (v.o.) en dosis única, o bien doxiciclina, 100mg v.o., dos veces al día durante 7días. Si la paciente tiene un elevado riesgo de infección gonocócica debe cubrirse también este patógeno, preferentemente con ceftriaxona 500-1.000mg, intramuscular, en dosis única (Ortiz-de la Tabla & Gutiérrez, 2019). En el caso de la cervicitis no gonocócia, la doxiciclina pasa a ser el régimen de elección (Evidencia IIa).

Las recomendaciones y los niveles de evidencia específicos por agente etiológico lo detalla la siguiente tabla:

Tabla 5. Fármacos recomendados

Agente etiológico	Fármacos recomendados	Nivel de Evidencia y Recomendaciones
Trichomonas vaginalis	El tratamiento de elección es: Metronidazol o tinidazol oral 2 gr, en dosis única	Nivel de evidencia Ia
	El tratamiento alternativo es Metronidazol oral 500 mg, dos veces al día por 7 días.	Nivel de evidencia Ia
	Se deben evitar las relaciones sexuales, incluyendo el sexo oral, hasta que la mujer y su pareja hayan completado el tratamiento y seguimiento.	Evidencia Ib, recomendación A
	Si la mujer va a tener relaciones sexuales, se debe sugerir el uso de condón y se debe tratar a la pareja o parejas de los últimos seis meses.	Recomendación A
	Cuando haya falla al tratamiento valorar: cumplimiento del tratamiento y excluir vomito del metronidazol, posibilidad de reinfección y que la pareja haya recibido tratamiento.	Nivel de evidencia Ia
	Las parejas sexuales actuales de las mujeres con diagnóstico de tricomoniasis deben recibir tratamiento.	Recomendación B
Chlamydia trachomatis	Las opciones de tratamiento incluyen azitromicina 1 g por vía oral una vez o doxiciclina 100 mg por vía oral dos veces al día durante siete días.	Evidencia III, recomendación C
	El régimen alternativo es: Eritromicina VO 500 mg cada 6 hrs por 7 dias o Levofloxacina 500 mg VO una vez al dia x 7 dias.	Evidencia III, recomendación C

Virus del herpes simple	Aciclovir 400 mg por vía oral tres veces al día o 200 mg por vía oral cinco veces al día durante 7 a 10 días.	Recomendación A
	Valaciclovir 1000 mg por vía oral dos veces al día durante 7 a 10 días.	Recomendación A
Mycoplasma genitalium	El fracaso a la azitromicina es cada vez más común por eso se debe impulsar el tratamiento con moxifloxacina, 400 mg una vez al día durante 7 a 10 días.	Evidencia Ia, recomendación A
	Azitromicina oral, 500 mg el día 1 y 250 mg entre los días 2 a 5.	Recomendación B

1.Young, C., & Argáez, C. (2017). Management and treatment of cervicitis :: a review of clinical effectiveness and guidelines Version 1.0 (1st ed., pp. 1-21). Canadian Agency for Drugs and Technologies in Health.

2.Ortiz-de la Tabla, V., & Gutiérrez, F. (2019). Cervicitis: etiología, diagnóstico y tratamiento. Enfermedades Infecciosas y Microbiología Clínica, 37(10), 661-667. https://doi.org/10.1016/j.eimc.2018.12.004

3.Hein, M., Valore, E., Helmig, R., Uldbjerg, N., & Ganz, T. (2002). Antimicrobial factors in the cervical mucus plug. American Journal Of Obstetrics And Gynecology, 187(1), 137-144. https://doi.org/10.1067/mob.2002.123034

4.Powell, A. (2020). Acute Cervicitis. UpToDate. Retrieved 10 June 2020, from https://www.uptodate.com/contents/acute-cervicitis.

5.Goje, O. (2019). Cervicitis - Women's Health Issues - MSD Manual Consumer Version. MSD Manual Consumer Version. Recuperado 11 de junio 2020, de msdmanuals.com/home/women-s-health-issues/vaginal-infections-and-pelvic-inflammatory-disease/cervicitis

6.STD trends in the United States: 2010 national data for gonorrhea, chlamydia, and syphilis. Centers for Disease Control and Prevention, 2012.

7.Marrazzo, J. M., Wiesenfeld, H. C., Murray, P. J., Busse, B., Meyn, L., Krohn, M., & Hillier, S. L. (2006). Risk Factors for Cervicitis among Women with Bacterial Vaginosis. The Journal of Infectious Diseases, 193(5), 617-624. https://doi.org/10.1086/500149

8.Lusk, M. J., & Konecny, P. (2008). Cervicitis: a review. Current Opinion in Internal Medicine, 7(2), 142-148. https://doi.org/10.1097/qco.0b013e3282f3d988

9.Workowski, K., Bolan, G. (2015). Sexually Transmitted Diseases Treatment Guidelines. Centers for Disease Control and Prevention.

10.Lukic, A., Canzio, C., Patella, A., Giovagnoli, M., Cipriani, P., Frega, A., & Moscarini, M. (2006). Determination of cervicovaginal microorganisms in women with abnormal cervical cytology: the role of Ureaplasma urealyticum. Anticancer research, 26(6C), 4843–4849.

11.Ollendorff, A. (2017). Cervicitis: Background, Etiology, Epidemiology. Recuperado 15 de junio de 2020, de https://emedicine.medscape.com/article/253402-overview

12.Marrazzo, J., & Martin, D. (2007). Management of Women with Cervicitis. Clinical Infectious Diseases, 44(Supplement_3), S102-S110. https://doi.org/10.1086/511423

13.Geisler, W., Suchland, R., Rockey, D., & Stamm, W. (2001). Epidemiology and Clinical Manifestations of UniqueChlamydia trachomatisIsolates That Occupy Nonfusogenic Inclusions. The Journal Of Infectious Diseases, 184(7), 879-884. https://doi.org/10.1086/323340

14.Hsu, K. (2020). Clinical manifestations and diagnosis of Chlamydia trachomatis infections. UpToDate. Retrieved 16 June 2020, from https://www.uptodate.com/contents/clinical-manifestations-and-diagnosis-of-chlamydia-trachomatis-infections

15.Draper, D., Landers, D., Krohn, M., Hillier, S., Wiesenfeld, H., & Heine, R. (2000). Levels of vaginal secretory leukocyte protease inhibitor are decreased in women with lower reproductive tract infections. American Journal Of Obstetrics And Gynecology, 183(5), 1243-1248. https://doi.org/10.1067/mob.2000.107383

16.Gaydos, C., Maldeis, N., Hardick, A., Hardick, J., & Quinn, T. (2009). Mycoplasma genitalium as a Contributor to the Multiple Etiologies of Cervicitis in Women Attending Sexually Transmitted Disease Clinics. Sexually Transmitted Diseases, 36(10), 598-606. https://doi.org/10.1097/olq.0b013e3181b01948

17.Lis, R., Rowhani-Rahbar, A., & Manhart, L. (2015). Mycoplasma genitaliumInfection and Female Reproductive Tract Disease: A Meta-analysis. Clinical Infectious Diseases, 61(3), 418-426. https://doi.org/10.1093/cid/civ312

18.Corey, L., & Simmons, A. (1997). The medical importance of genital herpes simplex virus infection (3rd ed., pp. 285-312). International Herpes Management Forum.

19.Manhart, L., Critchlow, C., Holmes, K., Dutro, S., Eschenbach, D., Stevens, C., & Totten, P. (2003). Mucopurulent Cervicitis andMycoplasma genitalium. The Journal Of Infectious Diseases, 187(4), 650-657. https://doi.org/10.1086/367992

20.Lusk, M. J., Garden, F. L., Rawlinson, W. D., Naing, Z. W., Cumming, R. G., & Konecny, P. (2015). Cervicitis aetiology and case definition: a study in Australian women attending sexually transmitted infection clinics. Sexually Transmitted Infections, 92(3), 175-181. https://doi.org/10.1136/sextrans-2015-052332

21.Sobel, J. (2020). Approach to females with symptoms of vaginitis. UpToDate. Retrieved 18 June 2020, from https://www.uptodate.com/contents/approach-to-females-with-symptoms-of-vaginitis?sectionName=Diagnostic%20studies&topicRef=5460&anchor=H6&source=see_link#H6

22.Ciudad-Reynaud, A. (2007). Infecciones vaginales por cándida: diagnóstico y tratamiento. Revista Peruana De Ginecología Y Obstetricia, (VOL 53 NO 3), 159-166. Retrieved 18 June 2020, from http://sisbib.unmsm.edu.pe/bvrevistas/ginecologia/vol53_n3/pdf/a04v53n3.pdf

23.Ross, J. (2020). Pelvic inflammatory disease: Clinical manifestations and diagnosis. UpToDate. Retrieved 18 June 2020, from https://www.uptodate.com/contents/pelvic-inflammatory-disease-clinical-manifestations-and-diagnosis?topicRef=5460&source=see_link

24.Frumovitz, M. (2020). Invasive cervical cancer: Epidemiology, risk factors, clinical manifestations, and diagnosis. UpToDate. Retrieved 18 June 2020, from https://www.uptodate.com/contents/invasive-cervical-cancer-epidemiology-risk-factors-clinical-manifestations-and-diagnosis?topicRef=5460&source=see_link

25.Bachmann, G. (2020). Clinical manifestations and diagnosis of genitourinary syndrome of menopause (vulvovaginal atrophy). UpToDate. Retrieved 18 June 2020, from https://www.uptodate.com/contents/clinical-manifestations-and-diagnosis-of-genitourinary-syndrome-of-menopause-vulvovaginal-atrophy?topicRef=5460&source=see_link

26.Ghanem, K. (2020). Clinical manifestations and diagnosis of Neisseria gonorrhoeae infection in adults and adolescents. UpToDate. Retrieved 18 June 2020, from https://www.uptodate.com/contents/clinical-manifestations-and-diagnosis-of-neisseria-gonorrhoeae-infection-in-adults-and-adolescents

27.Sobel, J. (2020). Trichomoniasis. UpToDate. Retrieved 18 June 2020, from https://www.uptodate.com/contents/trichomoniasis?sectionName=Preferred%20tests&topicRef=5460&anchor=H1274977452&source=see_link#H1274977452

28.Martin, D. (2020). Mycoplasma genitalium infection in men and women. UpToDate. Retrieved 18 June 2020, from https://www.uptodate.com/contents/mycoplasma-genitalium-infection-in-men-and-women?sectionName=DIAGNOSIS&topicRef=5460&anchor=H11966311&source=see_link#H11966311

29.Albrechet, M. (2020). Epidemiology, clinical manifestations, and diagnosis of genital herpes simplex virus infection. UpToDate. Retrieved 18 June 2020, from https://www.uptodate.com/contents/epidemiology-clinical-manifestations-and-diagnosis-of-genital-herpes-simplex-virus-infection?topicRef=5460&source=see_link

30.Organización Mundial de la Salud. (2005). Guías para el tratamiento de las infecciones de transmisión sexual. OMS; 2005.

31.Arrieta, R., Cabrera, L., Machorro, J., Ríos, B., Valádez, F., & Trejo, O. (2014). Prevención, diagnóstico y tratamiento de vaginitis infecciosa en mujeres en edad reproductiva en el primer nivel de atención. Secretaría de Salud.

32.Fernández, R., Serrano, C., & Corral, S. (2018). Guía de terapéutica antimicrobiana del Área Aljarafe (3rd ed., pp. 162-202). Distrito Sanitario Aljarafe.

33.Arias, R., Constantino, N., Cruz, M., Lozano, M., & Mata, J. (2009). Enfermedades de Transmisión Sexual en el Adolescente y Adulto que producen Úlceras Genitales: Herpes, Sífilis, Chancroide, Linfogranuloma venéreo y Granuloma inguinal. Secretaría de Salud.

34.Ross, J., Guaschino, S., Cusini, M., & Jensen, J. (2017). European guideline for the management of pelvic inflammatory disease. International Journal Of STD & AIDS, 29(2), 108-114. https://doi.org/10.1177/0956462417744099

CAPÍTULO 14

Wilson Mereci

Enfermedad Inflamatoria Pelviana (Epi)

Introducción

La enfermedad pélvica inflamatoria (EPI) es una de las infecciones más frecuentes e importantes de las mujeres en edad fértil sexualmente activas, siendo su mayor incidencia entre los 15 y 44 años de edad, en Latinoamérica se estima que existen entre 13 y 19 casos de EPI aguda por cada 1.000 mujeres entre estas edades y de 22 a 38 casos por cada 1.000 mujeres entre los 15-24 años. Por otra parte, se estima que en EE. UU, aproximadamente 1.000.000 de mujeres sufren un episodio de EPI aguda cada año. De estas más de 100.000 mujeres quedarán infértiles anualmente a consecuencia de esta enfermedad y otra proporción importante presentarán embarazos ectópicos secundarios a eventos previos de EPI (Loaiza et al. 2020), según estudios realizados esta patología afecta al 4% de todas las mujeres durante sus años reproductivos, generando un importante impacto económico y para la salud (Safrai et al. 2020).

Generalmente las infecciones de transmisión sexual (ITS) causan la mayoría de los casos de EPI, sin embargo, otros microorganismos asociados a la vaginosis bacteriana también han sido implicados. Su diagnóstico es principalmente clínico y debe sospecharse en aquellas pacientes sexualmente activas que presenten dolor abdominal o pélvico inferior y sensibilidad del tracto genital (Curry et al. 2019).

Durante las últimas décadas con la implementación de medidas de prevención tanto en Estados Unidos como Europa Occidental la gravedad y tasas de la EPI han tenido una marcada disminución. Por otro lado, en los países en vías de desarrollo esta no podría ser la realidad y debido a la falta de registros epidemiológicos existentes, ha determinado que su prevalencia e incidencia sea muy difícil de establecer (Alvarez et al. 2017).

La EPI es un síndrome clínico que afecta al tracto genital superior y a otras estructuras adyacentes a este, cuya presentación puede ser aguda o crónica. Generalmente existe el antecedente de una infección genital que posteriormente asciende desde la vagina hacia el endocérvix, posteriormente puede afectar al endometrio (endometritis), miometrio (miometritis), trompas de Falopio (salpingitis), ovarios (ooforitis), parametrios (parametritis) y peritoneo pélvico (pelviperitonitis), pudiendo encontrase colecciones de líquido pélvico purulento o abscesos anexiales, que pueden ser graves y causar secuelas a largo plazo como dificultad para la concepción, infertilidad, embarazo ectópico y dolor pélvico crónico.

Una característica clásica de esta patología es la presentación clínica combinada de dolor pélvico e inflamación del tracto genital inferior; sin embargo, las mujeres con EPI presentan frecuentemente síntomas y signos leves o en ciertos casos son asintomáticas lo que genera un ascenso silencioso de la infección hacia el tracto genital superior determinando una presentación subclínica que dificulta su diagnóstico (Brunham et al. 2015).

Es importante conocer que de todas las mujeres que presentan EPI, entre un 10% al 20% pueden volverse infértiles, otro 10% tendrán un embarazo ectópico y otro 40% desarrollarán dolor pélvico crónico (Savaris et al., 2019).

La EPI no complicada puede ser leve y responde adecuadamente al manejo ambulatorio, la presentación clínica moderada requiere hospitalización debido a la intensidad de los síntomas y necesidad de antibióticos endovenosos por último la EPI severa o complicada se caracteriza por la presencia de un absceso tubo-ovárico o peritonitis pélvica, que generalmente requiere intervención quirúrgica emergente y antibioticoterapia endovenosa (Brun et al., 2020).

Etiología
Todos los datos epidemiológicos sugieren que la enfermedad inflamatoria pélvica (EPI) suele ser el resultado principalmente de infecciones de trasmisión sexual, cuyos gérmenes ascienden y atraviesan la barrera endocervical. Dentro de los microorganismos más comunes tenemos:
• Neisseria gonorrhoeae y Chlamydia trachomatis como los principales causantes.
• Mycoplasma genitalium son considerados como la segunda causa y los anaerobios también están implicados.
• Microorganismos de la flora vaginal que incluyen estreptococos, estafilococos, Escherichia coli y Haemophilus influenzae pueden ser asociado con la inflamación del tracto genital superior.

• Las infecciones mixtas también son comunes.(Ross et al., 2017)

En condiciones normales el canal endocervical funciona como una barrera protectora del tracto genital superior, normalmente estéril. Un desequilibrio de esta barrera proporciona el medio ideal de acceso a bacterias vaginales hacia los órganos genitales superiores infectando de forma progresiva y ascendente a las estructuras genitales y pélvicas.

Alrededor del 75% de este ascenso ocurre durante los días de la menstruación, tiempo durante el cual la calidad de moco del cuello uterino promueve el aumento de organismos vaginales (Araujo et al., 2018).

Factores de Riesgo
Una serie de estudios a nivel mundial han identificado factores de riesgo que predisponen a la mujer en desarrollar una EPI, por ello es muy importante identificarlos durante la evaluación inicial (Safrai et al. 2020).

En términos generales la mujer que no ha iniciado su vida sexual no tiene riesgo de EPI, así también la monogamia femenina reduce significativamente este riesgo. Cuando la mujer tiene múltiples parejas sexuales: el riesgo de EPI se ve incrementado en 3.4 veces más sobre todo si esta promiscuidad se ha dado durante los últimos 6 meses.

La condición de la pareja sexual es importante ya que cerca de la mitad de los hombres con uretritis gonocócica o clamidiasis son asintomáticos lo que incrementa el riesgo de contagio y presencia de EPI en la mujer.

La EPI ocurre con mayor frecuencia entre 15 y 25 años de edad y está en relación con el inicio temprano de la vida sexual; además la incidencia en aquellas mayores de 35 años es solo una séptima parte en relación a las más jóvenes (Araújo et al., 2018).

Mientras más temprana sea la edad de inicio de relaciones sexuales por parte de la mujer en la adolescencia, este se transforma es un factor importante de riesgo que cada vez toma más fuerza para desarrollar EPI y predispone a su cronicidad. (Risser et al., 2017).

Generalmente es conocido que los métodos de barrera como los condones protegen contra las infecciones de trasmisión sexual y por ende a las EPI. Por otra parte, el uso de dispositivos intrauterinos iónicos u hormonales incrementan el riesgo de infecciones endometriales, tubáricas y pélvicas, así como tomar anticonceptivos orales o administración inyectables, parches o implantes no protegen contra ETS y aumentan el riesgo de EPI.

Algunos procedimientos quirúrgicos y diagnósticos como la histeroscopia, el legrado uterino y la biopsia endometrial, rompen la barrera de seguridad del endocérvix incrementando el riesgo de infección uterina (Lata et al., 2019).

Ciertos procedimientos diagnósticos invasivos pueden ser capaces de arrastrar gérmenes desde la vagina al tracto genital superior como la histerosalpingografía radiológica o ecográfica (Mainar et al., 2014). Los diferentes factores de riesgo descritos se resumen en la tabla 1.

Finalmente, el antecedente de una infección de trasmisión sexual o EPI, constituyen factores de riesgo para nueva presentación o recidivas de la enfermedad (Trent et al . 2019).

Tabla 1. Factores de Riesgo para desarrollar EPI

Edad	15 a 24 años
Múltiples compañeros sexuales	En los últimos 6 meses
Pareja promiscua o con ETS	Usualmente es asintomático
Dispositivos intrauterinos	Incrementan el riesgo de EPI
Métodos anticonceptivos	Solo los métodos de barrera protegen contra ETS.
Procedimientos quirúrgicos	Histeroscopía, legrado, biopsia endometrial
Procedimientos diagnósticos	Histerosalpingografía radiológica o ecosonográfica
Antecedente de EPI	Riesgo de recidivas

Fisiopatología

En condiciones normales el tracto genital superior es estéril durante la mayor parte del ciclo sexual femenino, únicamente durante los días de menstruación existe una pequeña colonización bacteriana transitoria, por ello se ha determinado que la mejor barrera contra infecciones del tracto genital superior son el moco cervical y el canal endocervical. Toda lesión que altere esta barrera protectora, facilita el ascenso de microorganismos y consecuente infección progresiva que va desde el cérvix, continuando con el endometrio, trompas de Falopio, ovarios, parametrios, peritoneo pélvico, e inclusive abdominal superior como la perihepatitis. Otros factores como la no adecuada inmunidad intrínseca de la mujer, pobre estado nutricional y alteración del moco cervical, facilitan a los patógenos su ascenso (Barrantes, 2015).

Usualmente la EPI se manifiesta con endometritis y salpingitis, leve a moderada y en ciertos casos con absceso tubo-ovárico o peritonitis pélvica considerada una enfermedad grave. El proceso infeccioso puede conducir a un daño inflamatorio crónico, que se manifiesta produciendo cicatrices, adherencias y obstrucción parcial o total de las trompas de Falopio. Estos cambios pueden determinar la pérdida de las células epiteliales ciliadas a lo largo del revestimiento de las trompas uterinas, lo que da como resultado un transporte deficiente de óvulos incrementando el riesgo de infertilidad y embarazo ectópico. Además, las adherencias pueden provocar dolor pélvico crónico (Brun et al., 2020).

Diagnóstico
Diagnóstico Clínico
Generalmente se considera que el diagnóstico de la EPI es clínico, sin embargo, puede ser impreciso debido a que la presentación clínica es muy variable. Según la Guía Europea para el Manejo de la EPI 2017 los síntomas y signos clínicos carecen de una importante sensibilidad y especificidad es así que el valor predictivo positivo de una clínica para el diagnóstico es del 65 al 90% en comparación con la laparoscopia diagnóstico. A continuación, detallaremos los principales hallazgos clínicos, en primer lugar, los síntomas que sugieren un diagnóstico de EPI:
• Dolor abdominal bajo, generalmente bilateral
• Dispareunia profunda, particularmente de inicio reciente
• Sangrado anormal: puede ocurrir sangrado intermenstrual, sangrado poscoital y menorragia secundaria a cervicitis y endometritis asociadas

• Flujo vaginal o cervical anormal, como resultado de cervicitis asociada, endometritis o vaginosis bacteriana

En segundo lugar, los signos que están asociados con EPI:
• Sensibilidad abdominal baja
• Sensibilidad anexial al tacto vaginal bimanual
• Sensibilidad al movimiento cervical durante el tacto vaginal bimanual
• Fiebre (> 38 C)

La EPI debe considerarse en un paciente con los signos y / o síntomas clínicos anteriormente descritos (Ross et al., 2018).

Por otra parte, el Centro para el Control y Prevención de Enfermedades (CDC) ha recomendado un conjunto mínimo de criterios clínicos para tratamiento empírico de la EPI, estos son: dolor a la palpación cervical o uterina o sensibilidad de los anexos con presencia de dolor pélvico o abdominal, durante el examen físico; también se pueden utilizar criterios adicionales para confirmar el diagnóstico clínico (Cueva et al., 2020).

El dolor de la parte baja del abdomen es el síntoma cardinal en mujeres con EPI, aunque la característica del dolor es muy sutil. En ciertos casos la presencia de dispareunia o dolor a los movimientos bruscos puede ser el único síntoma, la presencia de dolor pélvico durante o poco después del período menstrual es particularmente sugerente, este dolor suele ser bilateral y rara vez dura más de dos semanas. Así también el sangrado uterino anormal ocurre en un tercio o más de las pacientes con EPI. Por otra parte, la presencia de uretritis y secreción vaginal, así como fiebre y escalofríos también pueden estar presentes, pero no son sensibles o específicos para el diagnóstico. Aunque es raro tener EPI durante el embarazo, la infección puede ocurrir en las primeras 12 semanas de embarazo antes que se forme el tapón mucoso uterino que protege el ascenso bacteriano. Al examen físico, solo el 50% de los pacientes con EPI tienen fiebre (38.3 oC o más), el examen abdominal revela mayor dolor en los cuadrantes inferiores o hipogastrio, que puede o no ser simétrico (Araújo et al., 2018).

Al examen pélvico, el hallazgo de secreción purulenta o secreción endocervical, así como dolor al movimiento del cuello uterino y anexos, incrementan la sensibilidad y son fuertemente sugestivos de EPI. Por otra parte el examen rectovaginal combinado permite determinar que el foco de dolor es en el útero o sus anexos (Ross et al. 2018).

Finalmente, a través de la laparoscopía se puede evidenciar directamente salpingitis, abscesos tubo ováricos, peritonitis y posiblemente perihepatitis; en en la actualidad se ha establecido que realizar una laparoscopía únicamente para establecer el diagnóstico de EPI no se recomienda (grado B). (Bruna et al., 2020).

Estadíos de la EPI
- En términos generales para fines prácticos se describen 4 estadíos:
- Estadío 1: endometritis y salpingitis aguda sin peritonitis;
- Estadío 2: salpingitis con peritonitis;
- Estadío 3: salpingitis aguda con oclusión tubárica o disfunción tubo-ovárico, absceso completo;
- Estadio 4: absceso tubo-ovárico accidentado. Secreción purulenta en la cavidad (Araújo et al. 2018).

Diagnóstico Diferencial
Dentro del diagnóstico diferencial se incluyen todas la patologías cuyo principal síntoma sea el dolor abdominal bajo o pélvico en una mujer joven, relacionadas con la afectación de diferentes órganos y aparatos situados en esta zona (tabla 2), como son el aparato gastrointestinal donde podemos encontrar apendicitis, colecistitis, pancreatitis, ulcera duodenal, síndrome de intestino irritable, diverticulitis, estreñimiento, otro aparato vinculado es el urológico principalmente litiasis renal, ureteral o ambas, infecciones del tracto urinario superior como la pielonefritis e infecciones del tracto genital inferior (Ross, Guaschino. 2017).

Finalmente se encuentran patologías propias del aparato genital femenino, donde se describe miomatosis uterina, endometriosis, quiste ovárico a pedículo torcido, quiste ovárico hemorrágico, embarazo ectópico y aborto (Brun et al. 2020).

Tabla 2. Diagnóstico diferencial de la EPI

Ginecológicas	Miomatosis, torsión de quiste ovárico, quiste hemorrágico, ovulación, embarazo ectópico, endometriosis.
Urológicas	Litiasis reno-ureteral, infección de vías urinarias bajas, pielonefritis
Gastroenterológicas	Apendicitis, enterocolitis, diverticulitis, pancreatitis, obstrucción intestinal, estreñimiento, síndrome de intestino irritable

Métodos Diagnósticos Complementarios

Si bien como se mencionó previamente el diagnóstico es principalmente clínico ya que se debe sospechar de EPI en aquellas pacientes que presenten cualquiera de los signos clásicos de la enfermedad. Cuando se sospecha de la enfermedad se recomienda solicitar una biometría sanguínea completa y un ensayo de PCR (grado C), generalmente puede observarse una leucocitosis no específica, además incremento de la proteína C reactiva. En vista que Chlamydia trachomatis, Neisseria gonorrhoeae y Mycoplasma son reconocidos como los principales agentes responsables de las ITS y EPI, cuando se sospecha clínicamente de esta patología se puede solicitar exámenes como cultivos de secreción obtenida de forma directa desde el endocérvix a través de la colocación del espéculo vaginal así como líquido peritoneal obtenido por medio de una intervención quirúrgica o una punción guiada por imagen, esto con la finalidad de establecer un diagnóstico microbiológico (grado B), sin embargo es importante aclarar que un resultado negativo no descarta el diagnóstico (Loaiza et al. 2020).

Las pacientes con sospecha de EPI pueden realizarse pruebas de amplificación de ácido nucleico para N. gonorrhoeae e infección por C. trachomatis; si el resultado es positivo, la probabilidad de que exista enfermedad inflamatoria pélvica aumenta sustancialmente. Las pruebas moleculares para M. genitalium aún no están disponibles comercialmente. Se debe evaluar el líquido vaginal en busca de un mayor número de glóbulos blancos (más de un neutrófilo por cada célula epitelial) y signos de vaginosis bacteriana, incluidas las células clave, un elevado pH y olor a amina al agregar hidróxido de potasio (KOH o prueba de "olor" positiva). Normalmente, la vaginosis bacteriana es una condición no inflamatoria, y si los glóbulos blancos acompañan a las células clave, esta sugiere enfermedad pélvica inflamatoria. (Brunham et al. 2015).

La ecografía es un examen limitado para diagnóstico de EPI no complicada, pero es de gran valor cuando existe la presencia de un absceso tubo-ovárico, pélvico, hidrosapinx. colección pélvica, además la ecografía Doppler puede evidenciar un incremento en el flujo sanguíneo asociado a infección pélvica y puede ser útil sin embargo no puede diferenciar entre una EPI y otras causas de aumento de la vascularización, como la endometriosis.

La tomografía computarizada de la pelvis puede ser útil para descartar un diagnóstico diferencial como apendicitis, pero no se indican de manera rutinaria. La resonancia magnética, por otra parte, es preferible ya que proporciona imágenes de alta resolución y evita la radiación ionizante en mujeres en edad reproductiva.

Como exámenes de descarte también está indicado la BHCG cuantitativa y el uroanálisis (Ross et al. 2018).

Complicaciones

La instauración de un tratamiento oportuno y adecuado ayuda a evitar las complicaciones secundarias a una EPI, principalmente aquellas relacionadas con el daño permanente a los órganos femeninos y su capacidad de fertilidad. Así también, se describe un sin número de complicaciones que pueden poner en riesgo la vida de estas pacientes: (Barrantes, 2015).

1. Abscesos tubo ováricos y peritonitis pélvica, caracterizadas por dolor abdominal agudo y fiebre, al examen físico a más del dolor uterino, existe dolor rectal al tacto.
2. Síndrome de Fitz-Hug-Curtis, caracterizado por intenso dolor en el cuadrante superior derecho asociado con perihepatitis y puede ser este el principal síntoma.
3. En el embarazo, la EPI es poco frecuente, pero se ha asociado con un aumento tanto en la madre como en el feto pudiendo generar aborto o complicaciones obstétricas. (Brun et al. 2020).
4. El dolor pélvico crónico se observa en hasta un tercio de las mujeres con EPI. Se cree que este dolor está relacionado con la inflamación, cicatrización y adherencias del proceso infeccioso. El predictor más fuerte de desarrollar dolor pélvico crónico relacionado con la EPI es la EPI recurrente (Safrai et al. 2020).

Tratamiento

Posteriormente a que se haya establecido un diagnóstico de EPI, esta requiere un tratamiento eficaz y oportuno que sobre todo disminuya la incidencia de dolor pélvico crónico, infertilidad y embarazos ectópicos.

Ante un cuadro agudo la principal intervención será el uso de antibióticos de amplio espectro que tengan cobertura sobre los principales agentes causantes de esta enfermedad. Desde hace algunos años una variedad de regímenes antibióticos ha sido utilizados por diferentes vías de administración (intravenosa, intramuscular u oral), con una importante variación geográfica y regional. Actualmente se cuenta con una serie de agentes que proporcionan una amplia gama de antimicrobianos, pero aún no se establece la mejor combinación de agentes. Varias guías han sido elaboradas en EE. UU, Europa y América Latina para direccionar la terapéutica, pero estas no han sido basadas íntegramente en revisiones sistemáticas. Los diferentes investigadores y autores de las actuales guías tanto del Centro para el Control y la Prevención de Enfermedades de EEUU (CDC) y la Unión International de lucha contra las Enfermedades de Trasmisión sexual (IUSTI de sus siglas en inglés), en Europa, han establecido que la evidencia existente es limitada para los esquemas de tratamiento. (Savaris et al., 2019).

Idealmente se requiere cobertura terapéutica de amplio espectro para cubrir N. gonorrhoeae, C. trachomatis e infecciones anaeróbicas además es importante incluir antibióticos para otros posibles patógenos como, por ejemplo: M. genitalium, Estreptococos, Estafilococos, E. coli, H. influenzae. Para la elección de un régimen antibiótico adecuado se debe tomar en cuenta los siguientes puntos:

- Patrones de sensibilidad a los antimicrobianos locales.
- Epidemiología local de infecciones específicas en este ajuste
- Costos del tratamiento
- Apego y preferencias del paciente
- Condición de gravedad de la enfermedad
- Por otro lado, es importante recomendar medidas generales como son:
- Se recomienda reposo para personas con enfermedad grave. (Nivel de evidencia IV, C)

• Si existe la posibilidad de que la paciente pueda estar embarazada, se debe realizar una prueba de embarazo. (Nivel de evidencia IV, C)
• Se debe proporcionar analgesia apropiada (Evidencia nivel IV, C)

El tratamiento con administración parenteral, manejo en observación o posible intervención quirúrgica u otra investigación debe considerarse en las siguientes situaciones (Nivel de evidencia IV, C):

• Incertidumbre diagnóstica
• Fracaso clínico con la terapia oral
• Signos y síntomas de gravedad
• Presencia de un absceso tubo ovárico
• Incapacidad para tolerar un régimen oral
• Pacientes embarazadas

En pacientes hospitalizados, la respuesta al tratamiento debe monitorizarse por cambios en la proteína C reactiva y el contaje de glóbulos blancos. En casos severos o graves, así como incumplimiento del tratamiento inicial, se debe excluir el absceso tubo ovárico con ecografía endovaginal, Tomografía o RMN (Ross, Guaschino. 2017).

Por ello los profesionales de salud deben ser muy minuciosos para sospechar del diagnóstico de EPI, en toda mujer joven que presente sintomatología pélvica clásica.

La respuesta al tratamiento se basa en ambos resultados a corto y largo plazo. La cura clínica se define como "Una importante mejora de los signos y / o síntomas de la enfermedad".

Las tasas de curación clínica con el tratamiento antibiótico ambulatorio u hospitalario oscilan entre el 88 y el 99%, y las de curación microbiológica entre 89 y el 100% (Mainar et al., 2014).

La curación microbiológica se define como la erradicación de N. gonorrhoeae o C. trachomatis, si ellos están presente al inicio del estudio (Araújo., 2019).

En la mayoría de casos el tratamiento es ambulatorio, aplicándose cuando al examen clínico de la mujer no existen signos clínicos de agravamiento o de pelviperitonitis. Por otra parte, existen criterios claros de hospitalización para terapia antibiótica intravenosa como:

• Dolor intenso, náuseas y vómitos o fiebre alta;
• Absceso tubo-ovárico;
• Respuesta inadecuada al tratamiento ambulatorio;
• Incapacidad para seguir el tratamiento ambulatorio;
• Embarazada
• No poder descartar emergencias quirúrgicas (Araujo et al., 2018).

Manejo Ambulatorio
Cuando el cuadro clínico de la EPI no está complicado como en los casos leves y moderados, el manejo ambulatorio está indicado, además es importante indicar que la paciente debe tolerar la vía oral y no presente signos de agravamiento o complicación, con reevaluación posterior de la sintomatología e ingreso hospitalario oportuno en caso de no presentar mejoras. (Loaiza et al. 2020).

El tratamiento ambulatorio de la EPI simple no complicada tiene como esquema de primera línea a la ceftriaxona 1 gramo, en dosis única por vía intramuscular (IM) o intravenosa (IV), con doxiciclina 100 mg 2 veces al día y metronidazol 500 mg 2veces al día por vía oral (VO) durante 10 días (grado A) (Tabla 3).

Así mismo el tratamiento antibiótico de primera línea en pacientes con cuadro moderado o intermedio no complicado que requiere hospitalización es ceftriaxona 1 gramo, dosis única por vía intravenosa, junto con doxiciclina 100 mg por 2 veces al día, IV o VO y metronidazol 500 mg, 2 veces al día, IV o VO; Tanto la doxiciclina IV y el metronidazol debe cambiarse a vía oral lo antes posible y completar un total de 10 días (grado A) (Tabla 3).

Cuando existe algún problema con la eficacia y la tolerancia del tratamiento de primera línea se puede elegir otro esquema que incluye las fluoroquinolonas, el esquema se describe en la tabla 3.

Toda paciente que está siendo tratada de forma ambulatoria requiere ser atendida nuevamente entre 3 a 5 días después de iniciado el tratamiento, para evaluar la evolución del cuadro clínico, tolerancia, adherencia y resultados microbiológicos (grado C). (Trent et al. 2019).

Si se ha identificado N. gonorrhoeae o M. genitalium en los resultados de las pruebas es preciso analizar la cobertura antibiótica que garantice cobertura para estos agentes. Si la sintomatología no ha mejorado, la terapia antibiótica debe ajustarse de acuerdo a los resultados microbiológicos.

En pacientes VIH se utiliza los mismos protocolos antibióticos recomendados para toda paciente. (grado B).

Para las mujeres que utilizan dispositivo intrauterino (DIU), la extracción no es necesaria si la sintomatología desaparece con el tratamiento (grado B), por otra parte cuando no se observa mejoría después de 3 a 5 días de iniciado el tratamiento la remoción del dispositivo está recomendada (grado B).

Si la EPI está asociada a una ITS o si se diagnóstica otras ITS como sífilis, hepatitis B y VIH, se recomienda tratamiento tanto para la mujer como para su pareja o parejas, quienes deben recibir terapia antibiótica adecuada para la ITS identificada (grado B). (Tabla 3), (Brun et al., 2020).

Tabla 3. Protocolos de terapia antibiótica para la EPI no complicada

	Antibiótico	Dosis	Vía	Duración	Comentarios
Ambulatorio Primera línea	Ceftriaxona + Doxiciclina + Metronidazol	1 gr 100 mg x 2/d 500 mg x 2/d	IM VO VO	Una dosis 10 días 10 días	Régimen que cubre NG, CT y anaerobios, así como bacterias gramnegativas y estreptococos durante 24–48 h
Ambulatorio Alternativa	Ofloxacino + Metronidazol +/- Ceftriaxona	200 mg x 2/d 500 mg x 2/d 1 gr	VO VO IM	10 días 10 días Una dosis	Comercialización autorizada de ofloxacino de 400mg/día en lugar de los 800mg/día reportados en la literatura
	Levofloxacino + Metronidazol +/- Ceftriaxona	500 mg/d 500 mg x 2/d 1 gr	VO VO IM	10 días 10 días Una dosis	Sin autorización para comercialización de levofloxacina, es tan eficaz como ofloxacino
	Moxifloxacino +/- Ceftriaxona	400 mg/d 1gr	VO IM	10 días Una dosis	Autorización de comercialización para moxifloxacino de amplio espectro, pero se deben seguir las precauciones de uso
Hospitalario Primera línea	Ceftriaxona + Doxiciclina+ Metronidazol	1 g/d 100 mg x 2/d 500 mg x 2/d	IV IV o VO IV	10 días 10 días	Régimen que cubre NG, CT y anaerobios, así como bacterias gramnegativas y estreptococos durante 24–48 h

Hospitalario Alternativa	Doxiciclina + Cefoxitina o Doxiciclina + Metronidazol	100 mg x 2/d 2 gr x 2/d 100 mg x 2/d 500 mg x 2/d	IV VO IV o VO IV	10 días 10 días	Cambiar a vía oral después de 24 horas de mejoría; cefoxitina es eficaz para anaerobios
	Clindamicina + Gentamicina reemplazar por Clindamicina	600 mg x 3/d 5mg/kg/d 600 mg x 3/d	IV IV PO	<3 días 10 días	Clindamicina eficaz para CT y anaerobios; gentamicina eficaz para Bacterias gramnegativas y NG

CT: Chlamydia trachomatis; NG: Neisseria gonorrhoeae; d: día. La dosis se propone en función de un peso <80 kg y una función renal presumiblemente normal. (Brun et al. 2020).

La azitromicina se recomienda en algunas guías como tratamiento adicional para pacientes con gonorrea sin complicaciones. Sin embargo, no se recomienda como primera o segunda línea para la EPI gonocócica por las siguientes razones:

• Generalmente la azitromicina se utiliza para coadyuvar la terapia con cefalosporinas y así retardar el desarrollo de resistencia a N. gonorrhoeae, pero el número de estudios existentes es muy pequeño para definirlo como cierto. Por lo tanto, es poco probable que su uso retarde la resistencia antibiótica. Además, el uso de los regímenes "sin azitromicina" enumerados anteriormente es clínicamente eficaz, por otra parte, las tasas de cumplimiento de los regímenes de tratamiento de EPI con azitromicina son bajos debido al potencial de provocar trastornos gastrointestinales que determinan la interrupción temprana de la medicación por parte de la paciente. (Ross et al. 2018).

Manejo de la EPI complicada
La EPI complicada o severa incluye Absceso tubo ovárico y peritonitis pélvica, con o sin signos de gravedad como la rotura de absceso, peritonitis generalizada y shock séptico.

El las pacientes con ausencia de signos de gravedad, la tasa de fracaso del tratamiento del absceso tubo ovárico mayor de 3-4 cm aumenta si no se drena, y las complicaciones son graves. Esta colección purulenta pude ser drenado por punción guiada por imagen (grado B) y laparoscopia (grado C).

El régimen de antibióticos de primera línea recomendado para tratar EPI complicada es ceftriaxona 1gramo cada día en dosis única o hasta logra mejoría clínica de forma IV (2 g si hay signos de gravedad o peso > 80 kg), junto con doxiciclina 100 mg 2 veces al día, IV o VO, y metronidazol 500 mg 3 veces al día, IV o VO; La administración de doxiciclina y metronidazol por vía intravenosa al ser cambiada a vía oral debe prescribirse durante un total de 14 días (grado B) (Tabla 3). Los pacientes hospitalizados deben ser reevaluados para verificar su curso clínico, tolerancia al tratamiento y los resultados de microbiología.

Cuando existen casos de alergia las fluoroquinolonas deben usarse solo cuando no es posible ningún otro antibiótico (grado B). (Tabla 4) (Brun et al. 2020).

Tabla 4. Protocolos de terapia antibiótica para la EPI complicada

	Antibiótico	Dosis	Vía
Primera línea	Ceftriaxona +	1 a 2 gr x día	IV
	Metronidazol+	500 mg x 2/d	IV / VO
	Doxiciclina	100 mg x 2/d	IV / VO
	Cefoxitina+	2 gr x 4/d	IV
	Doxiciclina	100 mg x 2/d	IV / PO
Alternativa	Clindamicina +	600 mg x 4/d	IV
	Gentamicina	5 mg/kg x 1/d	IV
Reemplazo a vía oral	Doxiciclina +	100 mg x 2/d	VO
	Metronidazol +	500 mg x 3/d	VO
	Clindamicina	600 mg x 3/d	VO
	Ofloxacino +	200 mg x 3/d	VO
	Metronidazol	500mg x 3/d	VO
	Levofloxacino +	500 mg x 1/d	VO
	Metronidazol +	500 mg x 2/d	VO
	Moxifloxacino	400 mg x 1/d	VO

Nota; (Brun et al. 2020).

Tratamiento Quirúrgico

El tratamiento quirúrgico únicamente está indicado en casos severos o graves que no respondan al tratamiento farmacológico, sobre todo si se demuestra la presencia de colección pélvica o absceso pélvico y pelviperitonítises resultantes de la rotura de abscesos tubo-ováricos o tumoraciones pélvicas que persisten a pesar de tratamiento antibiótico, para ello está indicado la laparoscopía o laparotomía para la exploración, evacuación, drenaje y liberación de adherencias, aunque la punción y drenaje guiada por punción también es una opción eficaz. Todo absceso mayor de 8 cm, o si no existe mejoría 72 horas después de instauración del tratamiento parenteral, deberá realizarse drenaje por punción o quirúrgico. (Loaiza et al. 2020).

1.Safrai, M., Rottenstreich, A., Shushan, A., Gilad, R., Benshushan, A., Levin, G., (2020). Risk factors for recurrent Pelvic Inflammatory Disease. European Journal of Obstetrics & Gynecology and Reproductive Biology 244 (11). 40-44. https://doi.org/10.1016/j.ejogrb.2019.11.004

2.Loaiza, J., Romero, Y., Albornoz R. (2020). Enfermedad Inflamatoria Pélvica: Diagnóstico Y Tratamiento Oportuno. Revisión De La Literatura. Universidad, Ciencia y Tecnología. 1 (5). 19-27.

3.Brunham, R., Gottlieb, S., Paavonen J. (2015). Pelvic Inflammatory Disease. New England Journal Medicine. 372 (5) 2039-2048. https://doi:10.1056/NEJMra1411426

4.Curry, A., Williams, T., Penny, M., (2019). Pelvic Inflammatory Disease: Diagnosis, Management, and Prevention. American Family Physician Journal. 100 (6). 357-364.

5.Álvarez, Y., Sepúlveda, J.,2 Martínez, L. (2017). Enfermedad Pélvica Inflamatoria: Análisis Retrospectivo. Ginecología y Obstetricia de México. 85(7). 433-441.

6.Savaris, R., Fuhrich, D., Duarte, R., Franik, S., Ross, J. (2019) Antibiotic Therapy for Pelvic Inflammatory Disease: an abridged version of a Cochrane systematic review and meta-analysis of randomised controlled trials. British Medical Journal. 95(1) 21-27. http://dx.doi.org/10.1136/sextrans-2018-053693

7.Brun, J., Castan, B., Barbeyrac, B., Cazanave, C., Charvériat, A., Faure, K, Mignot, S., Verdon, R., Fritel, X., Graesslin, O. Pelvic inflammatory diseases: Updated French guidelines. Journal of Gynecology Obstetrics and Human Reproduction. 49(5). 1-6. https://doi.org/10.1016/j.jogoh.2020.101714

8.Araujo, I., Montenegro, T., Meneses, A., Araujo, F. (2018) Pelvic Inflammatory Disease: An Evidence-Based Guideline. Interventions in Gynecology and Women's Healthcare. 1(4). 88-95. https://doi.org/10.32474/igwhc.2018.01.000120

9.Ross, J., Cole, M., Evans, C., Lyons, D., Dean, G., Cousins, D. (21 February 2018). United Kingdom National Guideline for the Management of Pelvic Inflammatory Disease. National Institute for Health and Care Excellence. https://www.evidence.nhs.uk/document?id=1997606&returnUrl=search%3Ft%3Dsmoking&q=

10.Lata, G., Kaur, S., Sharma, S. (2019). Risk Factors of Pelvic Inflammatory Disease in Rural Population of Haryana. International Journal of Health Sciences & Research. 9 (10). 30-34.

11.Trent, M., Perin, J., Gaydos, Ch., Anders, J., Chung, S., Tabacco, L., Rowell, J., Huettner, S., Rothman, R., Butz, A. (2019). Efficacy of a Technology-Enhanced Community Health Nursing Intervention vs Standard of Care for Female Adolescents and Young Adults With Pelvic Inflammatory Disease A Randomized Clinical Trial. JAMA. 2(8). 1-12 https://doi:10.1001/jamanetworkopen.2019.8652

12.Barrantes Silvia. (2015). Enfermedad Pélvica Inflamatoria. Revista Médica de Costa Rica Y Centroamérica. 72 (614). 105-109.

13.Cueva, F., Caicedo, A., Hidalgo, P. (2020). A Need for Standardization of the Diagnosis and Treatment of Pelvic Inflammatory Disease: Pilot Study in an Outpatient Clinic in Quito, Ecuador. Hindawi Infectious Diseases in Obstetrics and Gynecology. 2020. 1-6. https://doi.org/10.1155/2020/5423080

14.Ross, J., Guaschino, S., Cusini, M., Jensen. (2017). European guideline for the management of pelvic inflammatory disease. International Journal of STD & AIDS. 29(2). 108-114.

15.Risser, W., Risser, J., Risser, A., (2017). Current perspectives in the USA on the diagnosis and treatment of pelvic inflammatory disease in adolescents. Adolescent Health, Medicine and Therapeutics Journal. Volumen 8 (6). 87-94

CAPÍTULO 15

Luis David Villacrés Peñafiel

Herpes Genital

Introducción

El presente capítulo tiene como objetivo explicar a profesionales de la salud la patología, la epidemiología, el diagnóstico y manejo terapéutico de las infecciones, del Herpes Genital (VHS-2).

Esta enfermedad se origina del Herpes viridae que son virus que contiene una cápside icosahédrale simétrica, un genoma de ADN de doble cadena 162 capsómeros, recubiertos de una envuelta viral, en la investigación de Delgado, Caicedo, Manrique, & Cañón, (2014) y Luzardo, León, Monsalve, Castellanos, & Carrero (2017), se estableció ocho tipos de virus que infectan frecuente a los seres humanos estos son: el herpes simplex 1 y simplex 2 (VHS 2), citomegalovirus (CMV), virus zoster (VZV), virus Epstein-Barr (EBV), virus del herpes humano 6, 7 (HHV 7) y 8 (HHV 8). Estos virus persisten en el huésped de forma latentes en la célula esperando su reactivación, en el presente capítulo se tratará el herpes simplex 2 (VHS 2)

Looker, Magaret, Turner, Vickerman, & Gottlieb, (2015) describió como el herpes genital se ha convertido en un problema mundial, a su vez la Organización Mundial de la Salud (2020), informo que existen 9,2 millones de nuevas infecciones por el VHS-2 específicamente en adultos y adolescentes es decir un rango de edad de 15 a 49. Según estimaciones de 2012, la prevalencia estimada de la infección por VHS-2 era más elevada en África (31,5%), seguida de las Américas (14,4%). Hay 267 millones de mujeres mientras que 150 millones de hombres infectados; esto se debe a que la transmisión sexual del VHS-2 es más fácil de contraer de hombres a mujeres que de mujeres a hombres.

El VHS-2 causa la mayoría de los herpes genitales y en los últimos años se ha producido un incremento del número de casos en adolescentes y adultos jóvenes; su transmisión es de una persona a otra durante las relaciones sexuales no protegidas por vía: vaginal, anal, oral o por contacto genital estrecho, con una persona que tiene la infección, Esta enfermedad se ha incrementado debido a un cambio sustancial en el modelo de conducta sexual de la población.

Ramón & Bolaños, (2010) analizaron herpes genital en pacientes masculinos y femeninos, en esta investigación se asocia una considerable morbilidad e incluso mortalidad debido a la siguiente sintomatología. El herpes inicia con lesiones vesiculosas y ulcerativas que son muy dolorosas que se localizan en el área genital; muestra latencia en los ganglios del sacro que causa infección principalmente en la zona genital. En la figura 1 y figura 2 se pude observar pústulas ulcerosas en la vulva, también se encuentra presente en los labios y en el introito vaginal.

Figura 1: Paciente con herpes genital Femenino

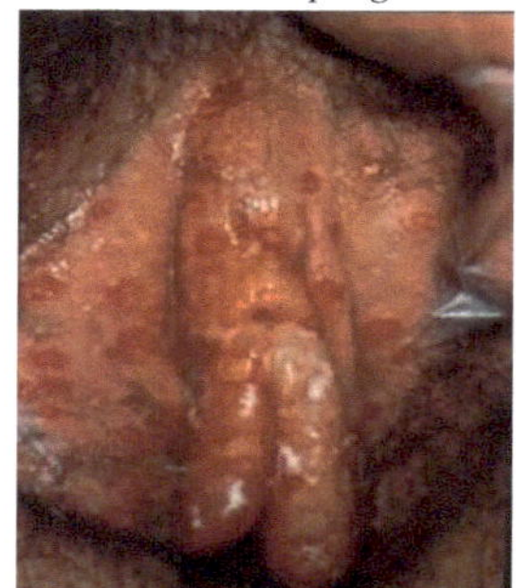

Fuente: Lesiones ulcerosas en vulva. Modificado de Garland y Steven

Figura2: Úlcera introito.

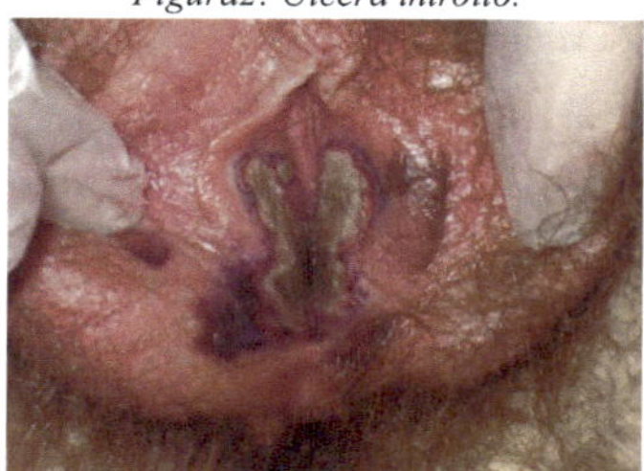

Fuente: Prog Obstret Ginecol.2012; 55-193-5

Durante la fase productiva de la infección, el virus libera múltiples proteínas virales e inicia una fase de latencia en la cual el genoma permanece a salvo dentro de las células del huésped durante toda la vida debido a que en la actualidad no existe cura para la enfermedad.

En la figura 2 se puede observar como las laceraciones se manifiestan como pústulas dolorosas, este herpes virus pueden sufrir procesos de reactivación y dar lugar de nuevo a una fase productiva en la cual, se liberan numerosas proteínas virales que producen magulladuras ubicadas en el glande y prepucio como se observa en este paciente.

Figura 3: Paciente con herpes genital masculino

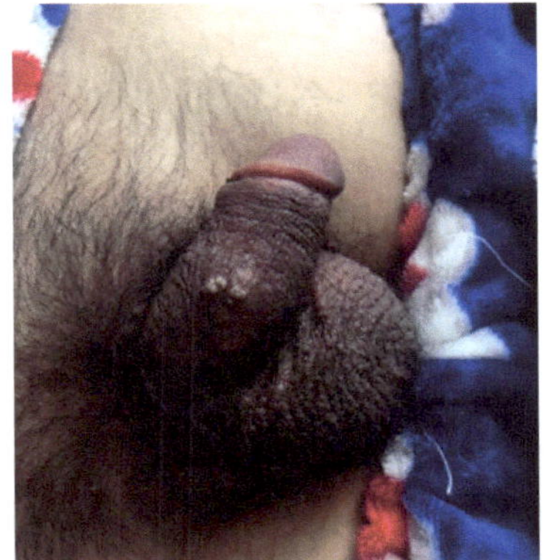

Cortesía Dra. Carmen Graciela Santamaría Burgos, Dermatóloga.

En varios pacientes la enfermedad puede acompañar de síntomas generales tales como: fiebre y cefalea. También se transmitite a partir de lesiones cutáneo-mucosas, través de secreciones en las que está presente el virus, aunque no haya lesiones ni otras manifestaciones clínicas aparentes.

Esta enfermedad se suele trasferir de madre a hijo en la guia de Infectología pediátrica Baquero A. F., (2018) y en la investigación de James & Kimberlin, (2015) Se concluye que Las infecciones neonatales pueden ser muy graves, los neonatos pueden contagiarse en el parto o presentar laceraciones cutáneas en la piel. Al no ser contraladas y no cumplir con un tratamiento el 80% de los bebés con enfermedad dispersa mueren, mientras que los que sobreviven suelen sufrir daños cerebrales.

Los episodios recurrentes que pueden ser asintomáticos o con lesiones como vesículas úlceras, esto se aprecia en la figura 4, donde el paciente manifiesto protuberancias cutáneas rojizas en el tracto genital inferior, glúteos y ano. En la actualidad se realizan pruebas serológicas que confirman el diagnóstico, también se realizan cultivos virales de las lesiones y el diagnóstico médico.

Figura 4: Paciente de herpes recurrente, en un huésped inmunocomprometido.

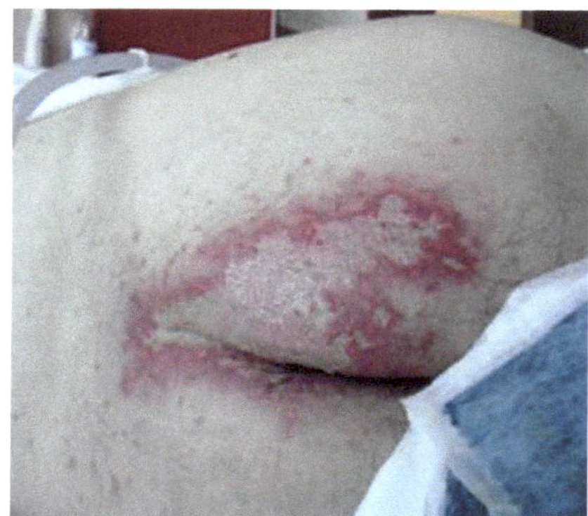

Fuente: Meylan, 2011, Revista Archivos Médicos de Actualización en Tracto Genital Inferior

Diagnóstico

Nieto Rodríguez, Sendagorta Cudós, Rueda Carnero, & Herranz Pinto, (2015) indican un cuadro clínico a pacientes con herpes simple tipo 2 (VHS-2) asociadas a distintas enfermedades donde se destaca como primer síntoma de diagnóstico la presencia de infecciones latentes que afecta a las neuronas sensoriales, por lo que el virus tiene la capacidad de evitar su eliminación por parte del sistema inmunitario. Esto causa que el virus entre en un estado no replicante conocido como latencia que conduce a una infección de por vida, aunque no está claro si la latencia siempre acompaña a la infección. Las reactivaciones son asintomáticas en más del 80% de los casos.

Las infecciones por herpes genital pueden clasificarse en una infección primaria o primer episodio que ocurre en individuos sin exposición previa o con antecedente de infección por VHS 1 (que luego adquieren la infección por el subtipo 2). Los síntomas sistémicos son: fiebre, cefalea, mialgias, artralgias, astenia, entre otros.

Al analizar los artículos de Martín, Villalón, & Jordá, (2019) y Parra, (2019). Se llega a la conclusión que en la primera infección genital el dolor suele durar 10 días y las lesiones cicatrizan en de 2 a 3 semanas. Se suelen presentar con mayor frecuencia en el sexo femenino, mientras que las manifestaciones clínicas son más graves en los varones. Sin tratamiento las lesiones suelen curar espontáneamente en menos de 4 semanas en estas infecciones se observa erosiones y contornos policíclicos, rodeadas por un halo eritematoso, que generalmente asocian intenso dolor con riesgo de contagio.

Mientras que la recurrencia es aquella infección que se da en pacientes con exposición previa y que desarrollan reactivación de infección. En estas se observa un exantema vesicular donde se produce el siguiente cuadro clínico: lesiones vesiculosas y ampollas, erupciones cutáneas, síntomas prodrómicos locales (dolor, ardor, prurito, hormigueo) pápula o pústulas inflamatorias que tienen un aspecto de grano, erosión o ulceración.

En los análisis a pacientes realizadas por Delgado, Caicedo, Manrique, &

Cañón, (2014) se destacan las laceraciones que suelen ser dolorosas sobre todo al romperse, también se visualizaron úlceras grandes localizadas en genitales externos, con posterior formación de costras en: vagina, cérvix uterino o uretra, las úlceras se rompen y el tejido permanece cruento hasta su reepitelización (pérdida de grosor parcial de la piel).

Como parte del diagnóstico James & Kimberlin, (2015) destacan enfermedades que se vinculan a causa del virus del herpes simple tipo 2 (VHS-2), como son: herpes genital, herpes cutáneo, infección diseminada, gingivoestomatitis, encefalitis, herpes neonatal. Las lesiones genitales se acompañan habitualmente de linfadenopatías inguinales dolorosas, y en ocasiones de clínica sistémica como fiebre y mialgias.

Al iniciar el diagnostico se procede con la exploración física que se ejecuta a través de un examen externo e interno de genitales esta valoración clínica se encuentra constituida por la anamnesis y el examen físico, tiene sensibilidad de 19 a 29 %.

En la detección de herpes genital se realiza la búsqueda de adenopatías estas lesiones iniciales son una o más vesículas eritematosas agrupadas que luego se abren y conducen a ulceraciones poco profundas pero dolorosas que por lo general se ubican en la zona alrededor de los labios y el recto (dura, móvil, bilateral y muy dolorosas), algunas complicaciones se producen cuando las vesículas se rompen con frecuencia antes de que se noten, pudiendo aparecer costras (López, 2005) (Lawrence & Rhoda, 2014).

Como parte del diagnóstico diferencial de enfermedades causadas pos VHS-2 se realiza la siguiente tabla (Tabla 1):

Tabla 1. Diagnóstico de herpes

Diagnóstico De Herpes	
	Chancro blando: Úlceras, dolorosas e infectadas.
	Chancro sifilítico: úlcera única no dolorosa, profunda e indurada.
Herpes genital en la mujer	Granuloma inguinal: ulceras, elevadas sin secreción, sin adenopatías.
	Cervicitis aguda: una valoración ginecológica para descartar otra etiología

Herpes genital en la mujer	Vulvovaginitis: sólo existe eritema sin vesículas.
	Carcinoma de cérvix y vulva: valoración ginecológica.
	Penfigoide ampolloso: brotes ampollosos y pruriginosos sin despegamiento de la epidermis.
Herpes genital en el varón	Chancro sifilítico, Chancro blando, Granuloma inguinal
	Linfogranuloma venéreo: lesión única, superficial. Adenopatía fluctuante y dolorosa
	Carcinoma de pene: Única úlcera infiltrante o varias en fase avanzada.
	Eritema multiforme: eritemato papulosas y vesículo-ampollosas. Anillos concéntricos rosáceos
	Pénfigo vulgar, Pénfigoide ampolloso, Síndrome Behçet
	Traumatismo previo a la presencia de úlcera.
Herpes genital del inmunodeprimido	Carcinoma de recto: en estos pacientes, las úlceras anales pueden corresponder a un cáncer epidermoide
	Amebiasis intestinal: con presencia de erosiones y ulceraciones anales.
	Enfermedad de Crohn: lesiones ulceradas anales, abscesos y fístulas ano rectales
	Proctitis: mucosa friable y úlceras dolorosas.
	Herpes simple zosteriforme: Su recurrencia y lesiones similares al herpes zóster le dan cierta similitud, con la diferencia que no coincide con la metámera
	Varicela: exantema eritema vesiculoso generalizado. Vesículas transparentes en diferentes estadios
	Hérpes zóster: se afecta el dermatomo correspondiente, siguiendo su trayecto. Dermatitis alérgica de contacto, Fiebre alta.

Herpes genital del inmunodeprimido	Erisipela: placa roja, brillante, en ocasiones, con vesículas y ampollas.
	Impétigo ampolloso: lesión circinada ampollosa.
	Tinea corporis: placa eritematosa, borde escamoso y crecimiento centrífugo.

Fuente: Basado en la Guía de Buena Práctica Clínica en Infecciones Víricas Dermatológicas, López, 2005.

Exámenes Complementarios

Las pruebas de laboratorio permiten la detección de la enfermedad, por medio de un examen o test virológico. Un ensayo rápido es la prueba de Tzanck que se caracteriza por ser rápida, y económica se basa en la toma de muestras del contenido líquido de las vesículas herpéticas al ser raspadas con un bisturí y colocadas en un portaobjetos; luego se tiñe un frotis con solución Giemsa y se observa la presencia de células multinucleadas de gran tamaño dando positivo para la enfermedad. La sensibilidad global de esta prueba es del 63%, pudiendo alcanzar a 85% en muestras recientes de pústulas; sin embargo, puede dar falsos negativos, así como no lograr distinguir entre serotipos de VHS-2.

Una prueba que es ocupada por su mayor sensibilidad y eficacia es la prueba de Reacción en Cadena de la Polimerasa (PCR, por sus siglas en inglés), donde se toma una muestra de sangre o líquido que permita el análisis y extracción del ADN por ejemplo se puede tomar el líquido cefalorraquídeo, una ventaja importante se da al identificar diferentes variantes de VHS-2. Al ser una técnica molecular se puede aplicar con muestras bajas de cargas virales, la sensibilidad para VHS-2 en LCR varía entre 75-100%.

Otra ventaja de la aplicación de este procedimiento se basa en que los falsos positivos para VHS-2 son muy infrecuentes. En la mayoría de las pruebas se evaluá y diagnostica mediante la toma de sangre, pero se debe tener cuidado al tomar una muestra de LCR (Liquido céfaloraquídeo) ya si esta se encuentra con proteínas elevadas puede interferir con la PCR y producir un resultado falsamente negativo. Igualmente, al realizar una punción lumbar, pero en una fase temprana de la enfermedad también produce falsos negativos.

Anticuerpos séricos o las pruebas de anticuerpos es otro método que se aplica para la identificación de la enfermedad, es un diagnóstico indirecto que se basa en la detección de los anticuerpos específicos generados en el paciente para combatir la infección de herpes. Para esta prueba se toma un análisis de muestra de sangre, se buscan los anticuerpos que el sistema inmunitario genera al combatir la infección por herpes dando positivo para la enfermedad.

En la respuesta serológica se encuentra una desventaja, este procedimiento no permite la diferenciación entre una infección por herpes activa y una infección por herpes que ocurrió en el pasado, así que podría arrojar un resultado negativo si se ha infectado recientemente debido la ausencia de anticuerpos. Sin embargo, estas pruebas de VHS-2 se puede usarse para diagnosticar infecciones a mujeres embarazadas e incluso saber si un recién nacido está infectado.

Tratamiento
El uso de fármacos antivirales como medicamentos usados para el tratamiento de infecciones producidas por VHS-2 ha sido positiva, son seguros de recetar y se ha comprobado que son favorables en la mayoría de los pacientes; ya que se observan curaciones de las úlceras en corto tiempo, también ha menguado los síntomas prodrómicos de las recaídas por latencia, sin embargo, se debe recordar que son tratamientos que no consiguen erradicar el virus latente, aunque sí disminuyen en tiempo e intensidad.

La reactivación depende de varios factores, incluidos: traumatismos, estrés, infecciones intercurrentes, la inmunodeficiencia, los cambios hormonales. Otro factor a considerar son las infecciones de transmisión sexual y, en especial, con el VIH, ya que estos pacientes son propensos a contraerlas.

Los fármacos aprobados para herpes VHS-2 que en la actualidad se medican son tres: el aciclovir, el valaciclovir y el famciclovir, estos medicamentos antivirales ayudarán a que el brote se desvanezca más rápido, así como reducir la gravedad de los síntomas y el malestar. Su ingesta es de vía oral, el tratamiento logra evitar la multiplicación del virus, el fármaco penetra las células infectadas, se unen a la timidínkinasa viral, provocando una fosforilación. por enzimas celulares y compiten con los nucleósidos para unirse al ADN polimerasa viral, provocando una inactivación de la enzima.

En el caso del fármaco aciclovir se encuentra en un grupo de análogos de nucleósidos sintéticos que se emplea para la curación de las heridas y las ampollas puede ser usado de forma oral o intravenosa, sin embargo pacientes con VHS-2 pueden desarrollar resistencia, el suero intravenoso se usa en infecciones graves; el aciclovir oral es más práctico que el intravenoso para los pacientes inmunodeprimidos, mientras que en pacientes con insuficiencia renal hay que reajustar las dosis para evitar toxicidad renal, su compuesto se basa en un análogo acíclico de la guanosina inhibe, la enzima y puede reducir la sintomatología y acorta el tiempo de eliminación del virus si se usa en las primeras 48 horas, en un periodo de 5 a 10 días.

En varias investigaciones se han comprobado que las dosificaciones de menor frecuencia, alcanzan mayor cumplimiento del tratamiento, por parte del paciente logrando prevenir la formación de lesiones nuevas y modificar los síntomas acompañantes. El aciclovir puede producir efectos secundarios, algunas contraindicaciones son: alteraciones gastrointestinales, cefalea y erupciones cutáneas, náuseas, diarreas.

El famciclovir es un profármaco que permite tratar brotes que son recurrentes, y eliminar nuevos brotes, su metabolito es el penciclovir, con una biodisponibilidad por vía oral (65 %). Los efectos adversos son similares a los del Aciclovir, y puede presentar resistencia en pacientes que no toleran el Aciclovir. Se debe de especificar que este medicamento no impide el contagio de persona a persona, pero reduce los síntomas de forma general, como son el ardor, la comezón, permite la cicatrización y elimina la sensibilidad del área afectada. El medicamento de vía oral se presenta en forma de tableta, y se recomienda una ingesta de dos tabletas cada 8 horas dentro de las horas de aparición de la enfermedad.

El valaciclovir es otro tratamiento vía oral que se puede utilizar para el herpes VHS-2 se debe considerar tomar precauciones si el paciente tiene problemas en los riñones, hígado, o el sistema inmunológico debilitado. En tratamiento el paciente debe ingerir 500 mg dos veces al día durante 5 días, pero si es una primo infección se administra vía oral durante 10 días.

Al momento de iniciar el tratamiento la historia clínica cumple un papel fundamental al identificar si el paciente es primario o recurrente.

En infecciones recurrentes se debe iniciar el tratamiento de forma inmediata con una dosificación de 3 a 5 días, 400 mg cada 12 horas. En las investigaciones analizadas se pudo concluir que las dosis pequeñas pueden ser beneficiosas para el paciente, los comprimidos de 250 mg dos veces al día evitan las recurrencias. En la siguiente tabla (Tabla 3) se analiza la dosificación de antivirales.

Tabla 3: Uso de fármacos antivirales

Fármaco	Dosificación
Aciclovir*	400 mg, 5 veces/día, 5 días
Valaciclovir	2 g, 1 día
Famciclovir	3 comprimidos de 500 mg en una sola toma
Penciclovir 1% (crema)	Aplicar 5 veces/día, 4 días

Fuente: (Cernik, Gallina, & Brodell, 2008)

En el embarazo se puede aplicar Aciclovir en la semana 36 de embarazo, ya que se considera un medicamento seguro para el feto y previene las durante el parto, en nacimientos por cesárea reduce el riesgo de infección en el neonato. Se puede ingerir el fármaco en lactancia ya que es seguro para él lactante.

En varias ocasiones las dosificaciones varían, esto depende de cada paciente y el número de recurrencias al año. Una dosificación útil es la del Aciclovir en dosis de 800 mg, 2 veces por día. Mientras que el valaciclovir demostró ser efectivo en dosis de 500 mg, 2 veces por día, durante 3 días, este disminuye la intensidad y duración del dolor como el malestar genital.

En la siguiente tabla (Tabla 4) se analizará los medicamentos aprobados por FDA (Administración de Alimentos y Medicamentos en Estados Unidos) y CDC (Centros para el Control y la Prevención de Enfermedades) con sus respectivas dosis, el médico debe analizar antecedentes médicos y la sintomatología actual para su prescripción.

Tabla 4: Regímenes indicados surgen de estudios de pacientes con herpes genital VHS-2.

Fármaco	Dosificación	Aprobado por FDA	Aprobado por CDC
Aciclovir	200 mg, 5 veces/día, 5-10 días	si	no
	400 mg, 3 veces/día, 5 días	no	si
	400 mg, 3 veces/día, 5-10 días	no	si
	800 mg, 2 veces/día, 5 días	no	si
	800 mg, 3 veces/día, 2 días	no	si
Valaciclovir	500 mg, 2 veces/día, 3 días	si	si
	1 g, 2 veces/día, 5-10 días	no	si
	1 g, 1 vez/día, 5 días	no	si
Famciclovir	125 mg, 2 veces/día, 5 días	no	si
	500 mg, 2 veces/día, 5-10 días	si	si
	1 g, 2 veces/día, 1 día	si	si

Fuente: Looker, Garnett, & P, 2008

Tratamiento supresivo crónico se considera aplicable en pacientes con recurrencias de herpes genital que experimentan dolor intenso y en los pacientes que sienten que su calidad de vida está muy alterada. En este tratamiento el fármaco del Aciclovir puede ser el ideal al ser económico, sin embargo, se debe realizar una reevaluación anual para determinar una evolución de la enfermedad en cada paciente.

Este tratamiento es decisión del paciente, y por lo general se emplea para disminuir el riesgo de transmisión sexual. Se debe informar al paciente que el contagio se pude producir en periodos asintomáticos, y puede ser de riesgo los 12 meses posteriores al contagio. El aciclovir, reduce las recurrencias cuando es administrado diariamente durante 1 año y permite que el 43% a 50% de los pacientes permanezca libre de recurrencias, pero si se suspende el tratamiento suele haber nuevos brotes.

La duración del tratamiento supresor crónico no ha sido definida por la FDA y depende del paciente y la evolución de su enfermedad. Para los pacientes incluidos pacientes con VIH positivos, en la siguiente tabla (Tabla 4) se establece la dosificación para terapia supresiva, episódica o infección inicial.

Tabla 4: Tratamiento con antiviral oral terapia episódica y supresiva

Fármaco	Dosis para infección inicial	Dosis para la terapia episódica	Dosis para terapia supresiva
Aciclovir	200mg, 5 veces al día durante 10 días	200mg 5 veces al día, durante 5 días	400mg 2 veces al día, durante 1 año, luego reevaluación de paciente
Famciclov ir	No autorizado	125mg 2 veces al día, durante 5 días	250mg 2 veces al día, durante 1 año. Reevaluación de paciente
Valaciclov ir	1 g, 2 veces al día durante 10 días.	200mg 2 veces al día, durante 3 días	1g 2 veces al día, durante 9 meses si hay recurrencias se establece por 1 año 500mg, reevaluación de paciente

Fuente: Cernik, Gallina, & Brodell, 2008, tratamiento de Hérpes genital

Cuando se ve la presencia de eritemas multiformes, eczema herpético y queratitis herpética en sujetos inmunocomprometidos, incluyendo los VIH positivos, puede ser necesario seguir el tratamiento indefinidamente por lo que la administración del medicamento será permanente.

1.Baquero, A. F. (2018). Guía de la Sociedad Española de Infectología Pediátrica sobre prevención, diagnóstico y tratamiento de la infección neonatal por virus herpes simplex. Asociación Española de Pediatría, Anales de Pediatría, 64 e1-69e10.

2.Cernik, C., Gallina, K., & Brodell, R. T. (2008). Tratamiento del herpes labial y genital. Arch Intern Med, 1137-1144.

3.Daoud, Z., Ramos, A. J., Morillo, G. B., & Muñoz, H. E. (2018). Infecciones por virus del herpes simple 1 y 2. Guía_ABE. Infecciones en Pediatría. Guía rápida para la selección del tratamiento antimicrobiano empírico., 231-239.

4.Delgado, K., Caicedo, L., Manrique, M., & Cañón, M. (2014). Manejo de Herpes Genital en pacientes inmunocompetentes. Revista Médica Sanitas, 202-211.

5.James, S. H., & Kimberlin, D. W. (2015). Prevención de la transmisión del virus del herpes simple al neonato. Infección por el virus del herpes simple neonatal: epidemiología y tratamiento, 42(i):47-viii. doi: 10.1016/j.clp.2014.10.005.

6.Lawrence, C., & Rhoda, A. (2014). Tasas de recurrencia en el herpes genital después de la infección sintomática del primer episodio. Colegio Americano de Médicos, 125-129. Obtenido de https://doi.org/ 10.7326/0003-4819-121-11-199412010-00004

7.Looker, K., Magaret, A., Turner, K., Vickerman, P., & Gottlieb, S. (2015). Estimaciones globales de infecciones prevalentes e incidentes por el virus del herpes simple tipo 2 en 2012. PLoS ONE, Bull Organo Mundial de la Salud., DOI: 10.1371/journal.pone.0128615.

8.López, R. A. (2005). Herpes Simple VSH-2. Atención Primaria de Calidad: Guía de Buena Práctica Clínica en Infecciones víricas dermatológicas, 39-51.

9.Luzardo, A., León, L. C., Monsalve, F., Castellanos, M., & Carrero, Y. (2017,). Detección del virus herpes simple tipo 2 en mujeres indígenas del estado Zulia. Kasmera, vol. 45, núm. 1, 52-59.

10.Martín, J., Villalón, G., & Jordá, E. (2019). Actualización en el tratamiento del herpes genital. Academia Española de Dermatología y Venerología, 22-32. doi: 10.1016/S0001-7310(09)70053-5

11.Martínez G, M. J. (2010). Diagnóstico microbiológico de infecciones de transmisión Sexual. Parte II. ITS virales. Revista chilena de infectología, 60-64.

12.Muñoz, H. E., & Morillo, G. B. (2017). Infecciones por visus Herpes simples. Grupo de Patología Infecciosa de AEPap., 3-33.

13.Nieto Rodríguez, D., Sendagorta Cudós, E., Rueda Carnero, J., & Herranz Pinto, P. (2015). Presentación atípica de infección por virus de herpes simple tipo II (VHS II) refractaria a tratamiento con aciclovir en 2 pacientes hematológicos. Artigo em Espanhol | IBECS | ID: ibc-180928, 110(5): 393-397.

14.Organización Mundil de la Salud (OMS). (2020). Virus del herpes simple. Obtenido de https://www.who.int/es/news-room/fact-sheets/detail/herpes-simplex-virus

15.Parra, S. M. (2019). Úlceras genitales por virus herpes simplex. Enfermedades Infecciosas y Microbiología clínica, 260-264.

16.Ramón, S. J., & Bolaños, C. (2010). Un paciente con...Herpes Genital. Revista Clínica de medicina de Familia, 124-126.

17.Schroeder H, F., Elgueta, A., & Martínez G M, J. (2019). Eccema herpético por virus herpes simplex tipo 2. Revisión de la literatura a propósito de un caso. Revista Chilena de enfermedades Respiratorias, 356-359.

CAPÍTULO 16

José Andrés Tutillo León
Mononucleosis Infecciosa

Introducción

La mononucleosis infecciosa es una enfermedad que se caracteriza clínicamente por la presentación típica de faringitis, fiebre y linfadenopatías, es producida por diversas etiologías, sin embargo, el principal responsable es el virus de Epstein-Barr (VEB). (Sullivan et al, 2015).

El virus de Epstein-Barr, pertenece a la familia Herpesviridae, es un herpes virus con tropismo especial por los linfocitos B, células del epitelio oral, células del epitelio parotídeo y además por las células del epitelio cervical uterino. (Cohen J., 2015)

La prevalencia de la MI por VEB a nivel mundial sobrepasa el 90%. (Levin et al. 2016).

Afecta principalmente a pacientes entre 20-30 años, sin embargos se relaciona directamente con las condiciones sanitarias de la población, en condiciones de vida poco salubres la infección por VEB se presenta en los primeros años de vida, en cambio en países desarrollados con mejores condiciones de salubridad, se presenta en adolescentes y adultos jóvenes (15-24 años). (Johannsen, et al, 2011)

El reservorio del VEB, es el hombre, específicamente sus glándulas salivales. No parece existir predominio anual ni estacional, como tampoco una predisposición diferente por el sexo. (Balfour et al, 2015)

Fisiopatología

La MI es causada en el 90% de los casos por VEB y el 10% restante es causada por citomegalovirus (CMV), herpes virus humano 6, virus del herpes simple tipo 1 y virus de la inmunodeficiencia humana (VIH). (Hurt et al, 2013). El VEB se encuentra localizado en la saliva, transmitiéndose al besar (de ahí su denominación "enfermedad del beso. (Balfour et al, 2015). Las personas infectadas pueden presentar bajas cantidades de VEB en la saliva durante toda la vida, sin embargo, los niveles máximos se presentan durante la fase aguda de la infección (Lennon P, Crotty M, Fenton JE 2016). El VEB ingresa a las células epiteliales y a las células B en reposo de la orofaringe, comienza a replicarse y, consecuentemente, se propaga por todo el cuerpo.

Este proceso anteriormente descrito corresponde al período de incubación, que tiene una duración aproximada de 6 (4-7) semanas en promedio, (Dunmire S, et al 2015) y lleva a la activación de linfocitos T citotóxicos (CTL) y células asesinas naturales. La activación de CTL en la infección primaria conlleva a una respuesta inmune mediada por células que causa la presentación clínica de IM. (Toriihara et al 2017)

Para la elaboración del libro se valoraron el nivel de evidencia y la fuerza de la recomendación de una opción terapéutica particular de acuerdo con escalas predefinidas, tal como se indica en la Tabla 1 y la Tabla 2.

Tabla 1. Clases de Recomendación

Grados de recomendación	Definición	Expresiones Propuestas
Clase I	Evidencia y/o acuerdo general en que un determinado procedimiento diagnóstico-tratamiento es beneficioso, útil y efectivo	Se recomienda/está indicado
Clase II	Evidencia conflictiva y/o divergencia de opinión acerca de la utilidad/eficacia del tratamiento	
Clase IIa	El peso de la evidencia/opinión está a favor de la utilidad/eficacia	Se debe considerar
Clase IIb	La utilidad/eficacia está menos establecida por la evidencia/opinión	Se puede recomendar
Clase III	Evidencia o acuerdo general en que el tratamiento no es útil/efectivo y en algunos casos puede ser perjudicial	No se recomienda

Diagnóstico
Manifestaciones Clínicas
La presentación clínica de MI en los niños suele cursar de forma asintomática, sin embargo, hasta el 70% de los adolescentes y adultos presentarán la tríada sintomática clásica de fiebre, faringitis y linfadenopatía cervical, durante aproximadamente 2 a 4 semanas. (Recomendación III) (Sarwari N, Khoury J, Hernandez C, 2016).

La fiebre (hasta 40°C), puede permanecer presente hasta un mes, las adenopatías son simétricas y localizadas especialmente en la zona cervical posterior, finalmente la faringoamigdalitis, típicamente es exudativa, casi indistinguible de la amigdalitis bacteriana. (Recomendación III) (Lennon P, Crotty M, Fenton J, 2016)

Además, se han identificado otros síntomas y signos típicos asociados como: petequias en el paladar, edema palpebral, rash que puede ser maculopapular, petequial o escarlatiniforme (presente en el 98% de los pacientes que toman amoxicilina o penicilina), hepatoesplenomegalia y linfocitosis con linfocitos atípicos. (Recomendación III) (Balfour et al, 2015), Cerca del 75% de los pacientes presentan un aumento subclínico en la alanina aminotransferasa (ALAT). La esplenomegalia puede no identificarse al realizar examen físico, aunque en la ultrasonografía se identifican diversos grados de esplenomegalia, por este motivo se recomienda a los pacientes que no realicen actividad física durante un mes desde el inicio de los síntomas, es rara la hepatitis, la ictericia o la hiperbilirrubinemia. (Recomendación III) (Bartlett A, Williams R, Hilton M, 2016)

Exámenes Complementarios
El diagnóstico de la MI se basa en la clínica que presentan los pacientes, debe sospecharse en aquellos pacientes (especialmente adolescentes y adultos jóvenes) que presenten una enfermedad aguda caracterizada por dolor de garganta, linfadenopatía cervical, fiebre y fatiga. (Recomendación III) (Sarwari N, Khoury J, Hernandez C, 2016). Además, el diagnóstico puede apoyarse en exámenes complementarios. Sin embargo, la confirmación diagnóstica se realiza con pruebas serológicas y PCR. (Recomendación IIB) (Gámez et al, 2015)

Existen 3 criterios clásicos de laboratorio para la confirmación de MI, que se describen a continuación:
• Linfocitosis
• Presencia de linfocitos atípicos (> 10 %)
• Prueba serológica positiva para VEB. (Recomendación IIB) (Jenson et al 2013).

Hallazgos de laboratorio
Biometría hemática: los pacientes con MI suelen presentar leucocitosis (10-20.000 células/µl), con una linfocitosis (> 50%) y con al menos 10% de

linfocitos atípicos, además puede encontrarse trombocitopenia. (Recomendación III) (Medranda de Lázaro I, Benítez Rubio MR., 2016)

Química sanguínea: Las pruebas de función hepática están alteradas en el 90% de los casos, siendo característica la elevación de las transaminasas hepáticas, fosfatasa alcalina y LDH. (Recomendación C) (Socorro et al, 2014)

Anticuerpos heterófilos son anticuerpos frente a antígenos distintos a los que originó la respuesta inmune y que aglutinan antígenos presentes en eritrocitos de sangre de oveja (prueba de Paul-Bunell) o caballo (prueba monospot), pueden persistir hasta 1 año. Sin embargo, pueden presentar falsos positivo y negativos. En pacientes con clínica sugestiva de MI, sumado a la prueba de anticuerpos heterófilos positivos, confirma el diagnóstico. (Recomendación C) (Hurt et al, 2013)

Anticuerpos específicos: los anticuerpos más útiles para el diagnóstico son VCA IgM, VCA IgG y EBNA-1 IgG. Durante la fase aguda de la enfermedad están presentes los anticuerpos VCA IgM (75% de los pacientes). Todos los pacientes con MI desarrollan anticuerpos IgG contra VCA, por lo tanto, esta es la mejor prueba de laboratorio para documentar una infección previa por VEB. Los anticuerpos contra EBNA-1 se desarrollan lentamente y por lo general no son detectables hasta 90 días o más después del inicio de la enfermedad. Por ende, la presencia de anticuerpos contra EBNA-1 durante una enfermedad aguda descarta la infección aguda primaria por VEB. (Recomendación IIB) (Balfour et al, 2015)

A continuación, se describe los anticuerpos específicos para VEB, de acuerdo a su cronología de presentación.

Tabla 1. Estadificación de la infección por VEB, de acuerdo a sus anticuerpos específicos.

Etapa de infección	Tiempo después del inicio de la enfermedad	VCA IgM	VCA IgG	EBNA-1 IgG
Infección primaria aguda	0-3 semanas	Positivo	Negativo o positivo	Negativo
Infección subaguda	4 semanas-3 meses	Positivo	Positivo	Negativo

Infección convaleciente	4-6 meses	Negativo o positivo	Positivo	Negativo o positivo
Infección pasada	> 6 meses	Negativo	Positivo	Positivo

(Balfour et al, 2015)

Diagnóstico Diferencial

Para realizar el diagnóstico diferencial de la MI, hay que citar principalmente al síndrome mononucleósico (SMN), el 90% es ocasionado por VEB, mientras que el 10% restante es causada por citomegalovirus (CMV), herpes virus humano 6, virus del herpes simple tipo 1 y virus de inmunodeficiencia humana (VIH). (Recomendación IV) (Hurt, et al, 2013).

Citomegalovirus (CMV), hay que sospecharlo cuando los anticuerpos heterófilos para VEB son negativos. En el paciente adulto inmunocompetente, la infección pasa de forma asintomática, o puede dar leve sintomatología, donde el síntoma más frecuente es la fiebre, elevación no muy marcada de las enzimas hepáticas y leve esplenomegalia. (Gámez S, et al, 2015)

Herpes virus humano 6 (HHV-6) Los niños presentan anticuerpos frente HHV-6 en el 90 % de los casos, produce un cuadro clínico indistinguible del SMN, por lo que se recomiendo realizar un diagnóstico clínico sumado a métodos serológicos. (Socorro et al, 2014).

Virus de inmunodeficiencia humana (VIH) en la primoinfección la enfermedad se manifiesta de forma similar a la MI con linfocitos atípicos, sin embargo, hay que sospechar en pacientes con antecedentes de prácticas sexuales de riesgo sumado a la prueba de anticuerpos heterófilos para VEB negativos. (Malmierca et al, 2016).

Además, debemos hacer un diagnóstico diferencial entre las posibles causas de faringoamigdalitis aguda, en pacientes menores de 5 años y mayores de 45 años la causa más prevalente es la viral (rinovirus, adenovirus, parainfluenza, influenza, coronavirus, VEB, entre otros), en la población de 5-15 años, la

causa más prevalente es la bacteriana (más frecuente causada por el estreptococo del grupo A). (Recomendación III) (Cots J, et al, 2015)
A continuación, se describe las diferencias clínicas de acuerdo a la etiología viral vs bacteriana.

Tabla 1. Diferencias clínicas entre faringoamigdalitis viral vs bacteriana

Características	Viral	Bacteriana
Edad	Menor de 5 años y mayor de 45 años	Entre 5-15 años
Estacional	Variable	Invierno-primavera
Inicio	Gradual	Brusco
Síntomas	Fiebre leve, odinofagia leve,	Fiebre elevada, odinofagia importante
Otros síntomas	Tos, conjuntivitis, rinitis, mialgias, diarrea	Cefalea, náuseas, vómitos, exantema
Faringe	Eritematosa, exudado (65%)	Inflamación importante, exudado (70%)
Adenopatías	Múltiple, pequeñas o ausentes	Dolorosas, aumento de tamaño

(Sociedad española de otorrinolaringología, 2015)

Complicaciones
La MI es una enfermedad benigna y autorresolutiva, las complicaciones graves durante la fase aguda son poco frecuentes (menos el 1%): obstrucción de las vías respiratorias producto de la inflamación orofaríngea, faringitis estreptocócica, ruptura esplénica, meningoencefalitis, anemia hemolítica y trombocitopenia. (Recomendación III) (Fourcade et al, 2017)

Tratamiento
La MI es una enfermedad autolimitada, con una duración aproximada de 3-4 semanas. En la actualidad no se dispone de un tratamiento específico, por lo tanto, la base del tratamiento es sintomático mediante medidas no farmacológicas, el empleo de fármacos puede aliviar las manifestaciones de la enfermedad. (Recomendación IB) (Southey et al, 2016)

Medidas no farmacológicas
La MI es una enfermedad autolimitada, con una duración aproximada de 3-4

semanas. En la actualidad no se dispone de un tratamiento específico, por lo tanto, la base del tratamiento es sintomático mediante medidas no farmacológicas, el empleo de fármacos puede aliviar las manifestaciones de la enfermedad. (Recomendación IB) (Southey et al, 2016)

Medidas no farmacológicas

Se recomienda que los pacientes mantengan una adecuada hidratación, realicen reposo relativo en cama, eviten practicar deportes de contacto y actividad física excesiva durante aproximadamente 3 semanas, por el riesgo de rotura traumática del bazo. (Recomendación 2 C) (Lennon P, Crotty M, Fenton JE 2016)

Tratamiento farmacológico

1. Analgésicos, antipiréticos y antiinflamatorios: el paracetamol es el fármaco de elección para el alivio de la fiebre, en adultos de puede emplear dosis antipiréticas de 1 gramo cada 6 horas, con un máximo de 4 gramos al día. Evitar el uso de ácido acetil salicílico por el riesgo de síndrome de Reye. (Recomendación IB) (Southey et al, 2016)

2. Antibióticos: el uso de antibióticos es restringido ya que se trata de un proceso viral, sin embargo, está únicamente justificado en caso de una sobreinfección bacteriana asociada (faringoamigdalitis estreptocócica), siendo recomendable el tratamiento con penicilina benzatínica (adultos: dosis única de 2400.000 UI IM) o macrólido como la azitromicina (adultos: 500 mg al día, vía oral, por 3 días), hay que evitar el uso de amoxicilina o ampicilina por el riesgo de exantema. (Recomendación IB) (Malmierca et al, 2016).

3. Corticosteroides: actualmente su uso es controvertido, no se deben emplear de forma rutinaria, restringiendo su uso únicamente en casos de complicaciones agudas graves de la enfermedad como: obstrucción de vía aérea, trombocitopenia complicada con sangrado, anemia hemolítica autoinmune y meningitis, donde se recomienda el siguiente esquema (ciclos cortos de 2 semanas): prednisona 1 mg/kg/día (dosis máxima: 60 mg/día) durante 7 días seguidos de una disminución progresiva los siguientes 7 días. (Recomendación IIB) (Sullivan J et al, 2015.)

5. Antivirales: los antivirales (aciclovir, valaciclovir o ganciclovir), no alivian la sintomatología, únicamente han demostrado disminuir la secreción oral del VEB, por este motivo no se recomienda su administración. (Recomendación IA) (De Paor et al, 2016)

Una revisión Cochrane publicada en el 2016 concluyó que la efectividad en la mononucleosis infecciosa aguda de los agentes antivirales (aciclovir, valomaciclovir y valaciclovir) es incierta y que la calidad de la evidencia fue baja, por tanto, no se recomienda su utilización. (De Paor et al, 2016) (Recomendación IA)

1. Cots J, Alós J, Bárcenac M, Boleda X, Gómez N, 2015, Recomendaciones para el manejo de la faringoamigdalitis aguda del adulto, pag. 8-12.
2. Sullivan J, Luzuriaga K, 2015, Infectous Mononucleosis, N Engl Med, pag, 35-39
3. Gámez SS, Ruiz MP, Navarro Marí JM., 2015, Infección por Epstein-Barr. Pag. 15-22.
4. Levin L, Munger K, O'Reilly E, Falk K, Ascherio A, 2016, Infección primaria con el virus de Epstein-Barr y riesgo de esclerosis múltiple, pag. 67.
5. Balfour H, Odumade O, Schmeling D, Mullan B, 2015, Factores conductuales, virológicos e inmunológicos asociados con la adquisición y la gravedad de la infección primaria por el virus de Epstein-Barr en estudiantes universitarios. Ed JA, pag. 207 (1): 80-8.
6. Sarwari N, Khoury J, Hernández C, 2016, Infección crónica por el virus de Epstein Barr, BMC Hematol. Pag, 16-19.
7. Lennon P, Crotty M, Fenton J., 2016 Mononucleosis infecciosa, BMJ, pag. 8-22
8. Dunmire S, Hogquist K, Balfour H, 2015, Revisión de la mononucleosis infecciosa, pag. 2-11
9. Fourcade G, Germi R, Guerber F, Lupo J, Baccard M, Seigneurin A, Semenova T, Morand P, Epaulard O, 2017, Evolución de la seroprevalencia del VEB y la edad de infección primaria en un hospital francés y una red de laboratorios de la ciudad, pag. 12-16
10. Cohen J., 2015, Principios de medicina interna Harrison, Infecciones causadas por el virus de Epstein-Barr, incluida la mononucleosis, 18ª ed. Vol 1, p. 1112-5.
11. Johannsen E, Kaye K, 2011, Epstein-Barr virus infectous mononucleosis, edición 8va, pag. 16-19
12. Hurt C, Tammaro D, 2013, Diagnostic Evaluation of Mononucleosis-Like illnesses, Am J Med, pag, 5-8
13. Toriihara A, Nakajima R, Arai A, Nakadate M, Abe K, Kubota K, Tateishi U., 2017 Patogénesis y hallazgos de FDG-PET / CT de neoplasias linfoides relacionadas con el virus de Epstein-Barr. Ann Nucl Med. Pag.31
14. Bartlett A, Williams R, Hilton M., 2016, Ruptura esplénica en la mononucleosis infecciosa: una revisión sistemática de los informes de casos publicados. Pag. 47
15. Jenson HB., 2013, Tratado de Pediatría Nelson Virus de Epstein-Barr, 16ª edición, p. 1129-34.
16. Socorro A, Díaz H, Vázquez JG., 2014, Diagnóstico y tratamiento de la mononucleosis, Instituto Mexicano del Seguro Social, pag. 10-12
17. Medranda de Lázaro I, Benítez Rubio MR., 2016, Pediatría Extrahospitalaria, Fundamentos Clínicos para Atención Primaria, Síndrome mononucleósico, 6ª edición, pag. 16.
18. Malmierca F, Pellegrini., 2016, Mononucleosis infecciosa (síndrome mononucleósico) Sociedad Española de Pediatría Extrahospitalaria y Atención Primaria), Edición: Tratado de Pediatría Extrahospitalaria.
19. Southey E, Soares A, Kleijnen N, 2016, Systematic review and meta-analysis of the clinical safety and tolerability of ibuprofen compared with paracetamol in adults pain and fiver, pag. 22-25
20. De Paor M, O'Brien K, Fahey T, Smith S, 2016. Agentes antivirales para la mononucleosis infecciosa (fiebre glandular), Cochrane Database Syst. Pag. 20-34

CAPÍTULO 17

Gustavo Alejandro Caicedo Peñafiel

Molusco Contagioso

Introducción

Concepto:

El molusco contagioso o *molluscum contagiosum* es una infección viral cutánea y de las mucosas, benigna, producida por un virus ADN de la familia poxvirus conocido como molluscipoxvirus. Este virus produce lesiones papulares y/o nodulares umbilicadas, autolimitadas (no dejan cicatriz), color piel, únicas o múltiples. (Figura 1)

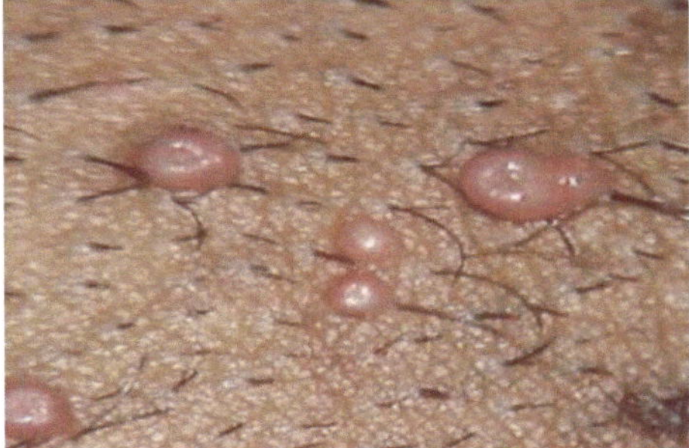

Figura 1. Lesiones clásicas del molusco contagioso. Por Román (2011)

Historia

El moluscipox virus fue descrito y bautizado por Bateman a principios del siglo XIX. Henderson y Paterson en el año1841 describieron los cuerpos de inclusión citoplasmáticos conocidos como molluscum. Juliusberg, Wile y Kingery, a inicios del siglo XX, aíslan el virus de las lesiones y demuestran la transmisibilidad.

Epidemiología
- La distribución del virus del Molusco Contagioso es universal siendo más frecuente en los zonas tropicales y países en vías de desarrollado.
- La incidencia del molusco contagioso varía ampliamente, por lo que resulta complicado estimar una cifra real.
- El Molusco Contagioso se presenta con más frecuencia entre los 15 y 30 años.
- Afecta principalmente a 3 grupos poblacionales:

1.Infantes.

2.Sexualmente activos.

3.Inmunodeprimidos principalmente pacientes VIH positivos.

• En los niños se presenta generalmente en las áreas expuestas y es causado en la mayoría de casos por el subtipo I.

• La incidencia de molusco contagioso es dos veces más alta en los niños que frecuentan las piscinas que en aquellos que no lo hacen.

Etiología

El virus del molusco contagioso es un virus DNA doble cadena, de gran tamaño que mide en promedio entre 250 y 300 nm, el cual se replica en el citoplasma de la célula infectada. Es miembro de la familia Poxviridae, género Molluscipoxvirus (figura 2). El nombre de la familia oxviridae deriva de "pox" que significa pústula. Debido a la erradicación de la viruela, es el principal poxvirus causante de enfermedad en humanos.

A pesar de que no hay evidencia, que el virus del molusco contagioso produzca latencia, este puede ser difícil de erradicar, especialmente en pacientes con una respuesta inmune deficiente como es el caso de pacientes HIV positivos y en quienes padecen de dermatitis atópica.

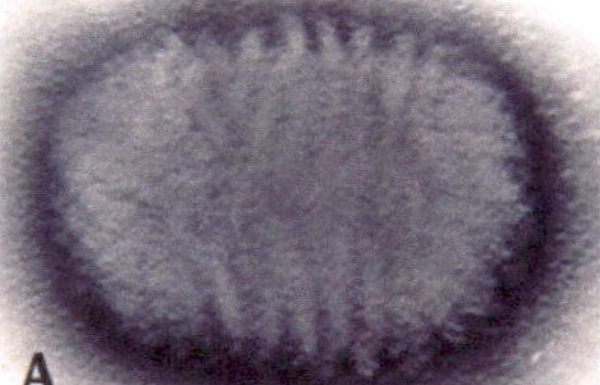
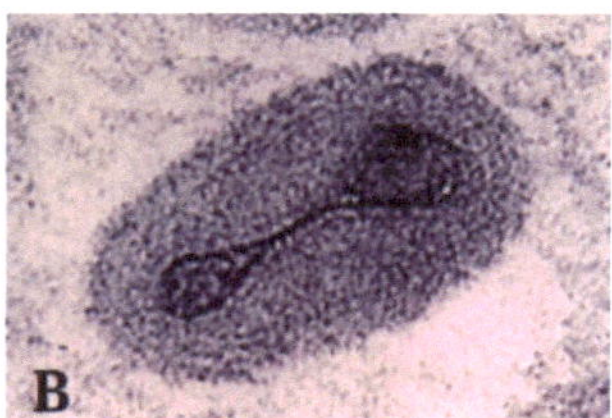

Figura 2. A) Virus del molusco contagioso visto al microscopio electrónico, con tinción negativa y cortes convencionales. B) Se aprecia el nucleoide central en forma de "8", que es el ADN de doble cadena, rodeado de una cápside compleja y cubierta por una envoltura trilaminar. Por Rodríguez (2017)

Conforme a la estructura del ADN se ha clasificado en 4 subtipos MCV-1, MVC-1ª, MCV-2, MCV-3. Todos causan lesiones clínicas similares. Los subtipos I y II son los más prevalentes, se presentan tanto en el área genital como extragenital. El subtipo III es el más raro de todos, el subtipo I con una prevalencia del 75-95 % es el más común, excepto en los pacientes inmunocomprometidos. El subtipo I se presenta con mayor frecuencia en niños, mientras que el subtipo II es más prevalente en región genital. En pacientes HIV positivos se puede presentar cuadros más extensos y de mayor tamaño, sobre todo en la región del rostro.

Patogenia

El contagio del virus se produce por contacto directo con una persona infectada, por autoinoculación y por fómites. La transmisión está relacionada principalmente por factores como, el hacinamiento, la humedad ambiental y el calor. El periodo de incubación varía entre 2 y 7 semanas; en pacientes inmunocompetentes las lesiones pueden persistir por más de 6 meses y luego remitir espontáneamente, aunque no es raro que las lesiones individuales persistan incluso durante años. Además, se conoce que el virus sintetiza la proteína antioxidante MC066L, la cual presumiblemente protege a sus células del daño por rayos UV y peróxidos.

Histopatología

El virus del molusco contagioso afecta inicialmente a las células de la capa basal de la epidermis, donde se duplica la tasa de división celular con respecto a la piel no infectada.

El virus se replica en el citoplasma de los queratinocitos, los cuales contiene los llamados cuerpos de inclusión eosinófilos, que aumentan progresivamente de tamaño. A nivel de la capa granular los cuerpos se hacen más y más hematoxífilos llegando a ocupar la célula entera. (Figura 3)

La acumulación de cuerpos de inclusión (partículas virales) en el citoplasma conlleva a la ruptura celular e infección de las células contiguas, dando lugar a los numerosos cuerpos hialinos conocidos como cuerpos de molusco de Henderson -Pterson. (Figura 4). Las células desfiguradas y destruidas se encuentran en gran número cerca de la superficie epidérmica (capa córnea), rodeadas por una red fibrosa. La infección por el virus se traduce en una hipertrofia e hiperplasia de la epidermis, con presencia de partículas virales libres en todas las capas de la misma. Resulta peculiar como el molusco contagioso produce un tumor benigno en lugar de una lesión necrótica a diferencia de los otros Poxvirus.

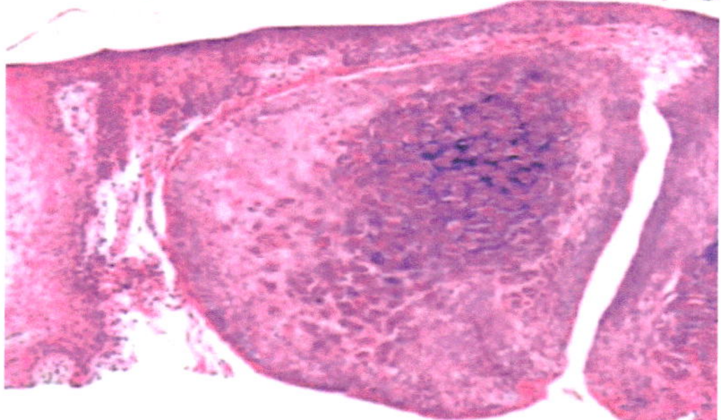

Figura 3. En la histología se observa acantosis de la epidermis, lóbulos piriformes, células voluminosas, redondeadas conteniendo el cuerpo de inclusión. Por Román (2011)

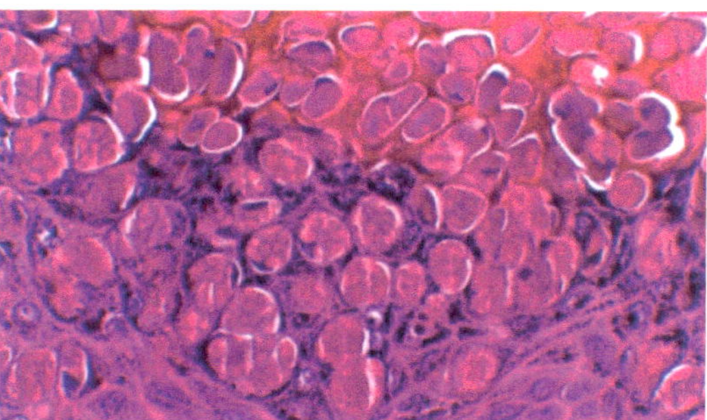

Figura 4. Cuerpos del molusco de Henderson- Paterson ocupando casi la totalidad de cada célula infectada (hematoxilina- eosina x 100). Por Caamaño (2015)

Diagnóstico
Manifestaciones Clínicas:

El moluscoco contagioso produce una erupción papular formada por una o múltiples lesiones umbilicadas indoloras. La lesión inicia como una pequeña pápula que luego crece formando un nódulo coloreado perlado y brillante. El nódulo por lo general presenta una depresión central que le confiere un aspecto umbilicado. El tamaño es inconstante, dependiendo de la fase de desarrollo, pero generalmente miden entre 2 a 6 mm. La presión de las paredes laterales de la lesión da salida a un material blanquecino compacto llamado cuerpo del molusco. El rascado de las lesiones hacen que el virus se extienda (autoinoculación). (Figura 5, 6,7,8).

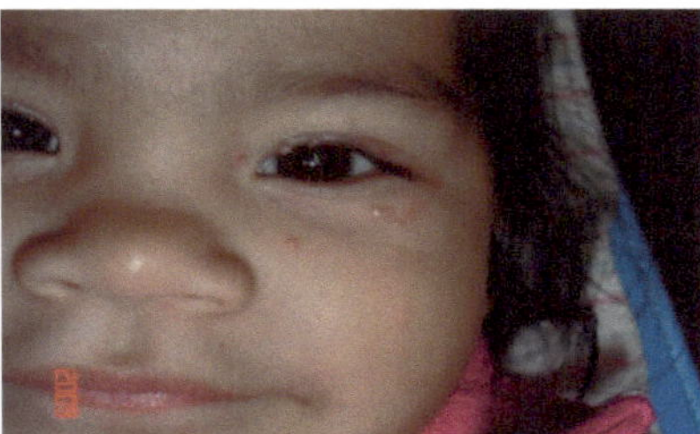

Figura 5. Formas clínicas clásicas de molusco contagioso, pápulas perladas y umbilicadas. Por Leyva (2017)

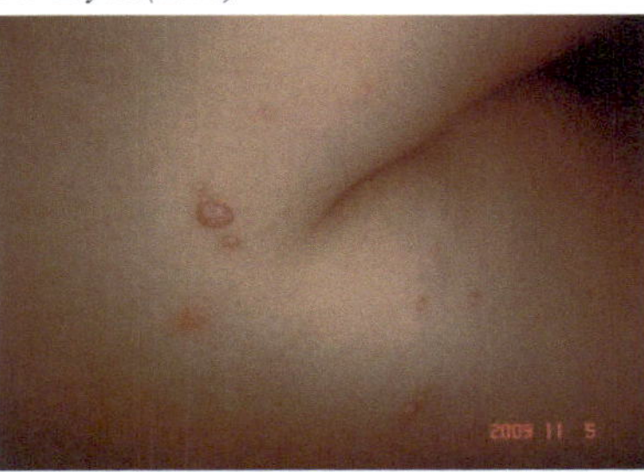

Figura 6. Lesiones crónicas del molusco contagioso (color piel). Por Leyva (2017)

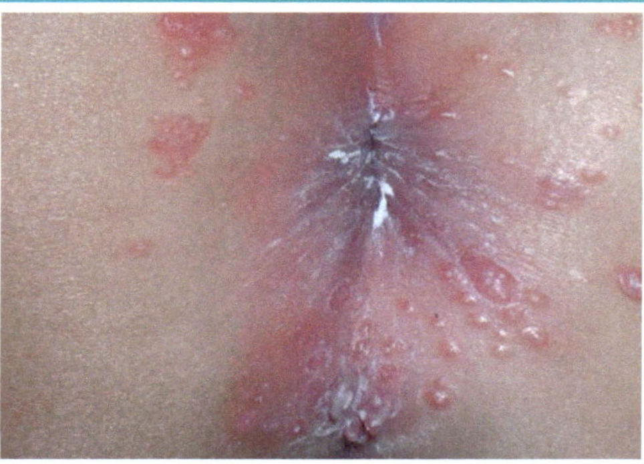

Figura 7. Lesiones de molusco contagioso en zona perianal. Por Leyva (2017)

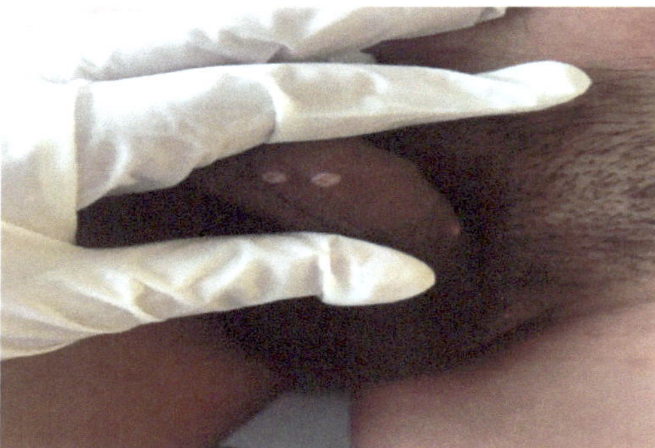

Figura 8. Lesiones de molusco contagioso en región genital. Cortesía Dra. Carmen Graciela Santamaría Burgos, Dermatóloga.

En los pacientes immunodeprimidos las pápulas pueden tener un diámetro mayor de 1 cm y presentar una diseminación considerable.

Cualquier superficie cutánea puede verse afectada, las regiones predominantes son la cara, axilas, tórax, pliegue cubital, fosa poplítea, región genital (contacto sexual), y en casos poco frecuentes pueden presentarse en la conjuntiva y mucosa oral.

En el 10% de los casos se desarrolla un halo de dermatitis eccematosa alrededor de cada lesión, que puede medir entre 5 mm a 10 cm como reacción de hipersensibilidad al antígeno viral.

Existe una asociación entre el molusco contagioso y la dermatitis atópica, que incrementa la susceptibilidad a la infección viral, la cual está en relación directa a la solución de continuidad ocasionada por la piel eccematosa, que constituye la puerta de entrada, además de factores inmunológicos, (alteración funcional de linfocitos T).

En pacientes inmunocompetentes, se trata de una infección viral benigna y autolimitada, pero en quienes presentan un desequilibrio inmunológico subyacente, como la dermatitis atópica, las lesiones pueden ser más difusas y persistir por un mayor período de tiempo, siendo hasta más resistentes a la terapia.

Esto probablemente reflejaría una deficiencia local de reacciones inmunes celulares en la piel, las cuales son medidas primariamente por linfocitos T helper 1.

Por lo contrario, en pacientes con un estado crítico de inmunodepresión en los cuales se produce un cambio en el patrón de liberación de citoquinas de TH1 a TH2 (ejemplo los pacientes en fase SIDA), la lesión inducida por el virus puede ser atípica, extensa, hiperqueratótica y difusa; y por ende refractaria y reacia a los tratamientos.

El diagnóstico se basa eminentemente en la morfología clínica ya descrita anteriormente. El uso del dermatoscopio puede ayudar a visualizar mejor las típicas características del molusco contagioso.

Diagnóstico Diferencial

El diagnóstico diferencial del molusco contagioso debe realizarse con las siguientes entidades:

Diagnosticos Diferenciales	
Patología	Características
Foliculitis	Cuyas las lesiones predominantes son pústulas foliculares, no pápulas, rodeadas de halo inflamatorio eritematoso.
Hiperqueratosis folicular	Múltiples pápulas secas y duras que se perciben erizadas al tacto. Al examen físico exhaustivo se observa que surgen de los folículos pilosos.
Quistes de millium	Pequeños quistes subepidérmicos de queratina que se presentan como pápulas blancoamarillentas de 1 a 2 mm. La localización, más común es en la frente y mejillas, y su mayor profundidad (inmediatamente bajo la epidermis), permiten un diagnóstico diferencial oportuno.
Verrugas vulgares	Son pápulas firmes, color piel, de tamaño variable y superficie rugosa.
Queratoacantoma	Lesión redondeada con aspecto crateriforme, con un centro costroso y un rodete periférico de piel de apariencia normal o eritematosa que se localiza en zonas expuestas, presente generalmente personas de edad avanzada.
Carcinoma basocelular nodulo-quístico	Pápula de aspecto brillante, perlado, con delgadas telangiectasias en su superficie que en ocasiones se ulcera de forma precoz.
Carcinoma basocelular superficial	Son placas, en muchas ocasiones múltiples, rojizas, ligeramente sobreelevadas y cubiertas por escamocostras.
Xantoma diseminado	Histiocitosis con lesiones papulosas o papulotuberosas de tonalidad pardoamarillenta o pardorojiza que predominan en las flexuras.
Siringomas	Pápulas de 1-5 mm del color de la piel normal distribuidas de forma simétrica generalmente en la región periorbitaria, aunque pueden extenderse al cuello y tronco.

Tabla 1. Diagnósticos diferenciales del molusco contagioso

Exámenes Complementarios

En los casos en los que las manifestaciones clínicas sean atípicas se puede solicitar un estudio histopatológico (grado de recomendación A), que consistirá en la identificación de los cuerpos de molusco de Henderson - Pterson. (Figura 4)

Tratamiento
Tratamiento Preventivo

Como medida de prevención debe evitarse el contacto físico directo con personas infectadas, evitar el hacinamiento, el calor, la humedad ambiental, mejor la higiene personal y evitar el contacto con fómites potencialmente contaminados como implementos de natación, toallas, esponjas, etc.

Tratamiento Curativo

Dado que el molusco contagioso constituye un proceso benigno autolimitado, en ocasiones se tiende a la abstención terapéutica. Sin embargo, es conveniente señalar que la resolución espontánea puede tardar años facilitando el contagio y la posibilidad de generar complicaciones como inflamación, abscesos, impetiginización o cicatrices.

La elección del tratamiento variará en función de las características del paciente, su edad, el número y localización de las lesiones e incluso de la experiencia del médico.

En pacientes inmunocompetentes las terapias de elección son los métodos destructivos, mientras que en pacientes inmunocomprometidos la terapia de elección es sistémica con antivirales e inmunomoduladores.

Métodos Destructivos

Los métodos destructivos son los más utilizados en la práctica diaria, provocan la destrucción de los queratinocitos infectados. Son procedimientos simples y relativamente económicos. Dentro de los métodos destructivos contamos con procedimientos físicos, agentes químicos destructivos y agentes químicos NO destructivos.

Procedimientos físicos
Curetaje
Es un procedimiento simple, fácil y económico que posee la ventaja de proveer tejido para el estudio histopatológico en caso de duda diagnóstica. Es uno de los métodos más eficaces. Dentro de los efectos secundarios se encuentra el sangrado y cicatrices

Crioterapia
Consiste en la aplicación de nitrógeno líquido a -196°c de temperatura con un cryospray lo que produce destrucción tisular, a través de la formación de cristales de hielo intra y extracelular, asociado a la alteración de las membranas celulares y cambios circulatorios en la piel. Se debe aplicar uno o dos ciclos de 10 a 20 segundos, con intervalos de 2 a 3 semanas entre sí. Es un método eficaz, rápido y relativamente menos doloroso que otros tratamientos. Dentro de los efectos secundarios se encuentra el dolor, prurito, eritema, hiper o hipopigmentación residuales y cicatrices.

Expresión manual, evisceración o extrusión
Consiste en la remoción manual el núcleo umbilicado de la lesión con un instrumento cortopunzante como un bisturí, lanceta, aguja o pinza.

Agentes químicos destructivos
Ácido Tricloroacético
El ácido tricloroacético produce destrucción por coagulación química inmediata y necrosis superficial. Se usa a concentraciones del 20 % y 35 % aplicando en forma repetida sobre el centro de la lesión, hasta la aparición del frost o blanqueamiento. Los efectos secundarios de. esta terapia incluyen hipopigmentación, prurito en el área de tratamiento, eritema de la piel circundante, ulceración y cicatrices.

Agentes químicos NO destructivos
Ácido salicílico
El ácido salicílico es un agente queratolítico que se comercializa a concentraciones entre el 10 -30 %. Se debe aplicar en cada lesión una o dos veces por semana por cuatro semanas. Los efectos secundarios incluyen prurito, irritación y descamación.

Cantaridina

La cantaridina es un agente vesicante producido por los escarabajos Lytta vesicatoria. Actúa como un inhibidor de la fosfodiesterasa que, al aplicarse sobre la piel, produce una ampolla intradérmica que rara vez deja cicatriz, debido a su ubicación superficial. Se usa a concentraciones de 0,7% al 0,9%, debe aplicarse con un hisopo en cada lesión por 4 horas sin ser ocluidas y finalmente lavarse con agua y jabón. Dentro de los efectos secundarios tenemos eritema, prurito y formación de ampollas 24 a 48 horas después de la aplicación, con el riesgo de sobreinfección secundaria. También se presenta en ocasiones linfangitis con linfedema después del tratamiento razón por la cual no se debe aplicar en la región facial ni anogenital.

Hidróxido De Potasio

El hidróxido de potasio(KOH) es un álcali que penetra y destruye la piel disolviendo la queratina. Se usa a concentraciones de entre 5 a 20 % en solución acuosa, se aplica con un hisopo en cada lesión 2 veces al día hasta la presentación de signos inflamatorios, ulceras y formación de costras.
La resolución de las lesiones se produce en promedio a los 30 días. Para muchos autores, el KOH al 10% constituye un tratamiento de primera elección, por ser eficaz, no invasivo y de fácil uso en el hogar. Dentro de los efectos secundarios tenemos hipo e hiperpigmentación transitoria o permanente, sobreinfección y ocasionalmente cicatrices.

Inmunoterapia

Estos métodos se basan en la estimulación de una respuesta inmunológica celular y /o humoral capaz de eliminar la infección viral. La principal indicación del uso de este tipo de terapia es la población inmunodeprimida.

Inmunoterapia local
Imiquimod

El imiquimod es un agonista del receptor Toll-like 7 que al unirse a este, produce la activación de la respuesta inmune innata, induciendo la síntesis de interferón alfa, interleuquina (IL) 1, 5, 6, 8, 10 y 12 y antagonista del receptor de la IL-1, entre otros. Los efectos antivirales y antitumorales están mediados tanto por el sistema inmune adaptativo como el innato.

Se usa en crema al 5%, aplicado por las noches de 3 a 5 veces por semana hasta la remisión de las lesiones, aproximadamente 10 semanas. Tiene como ventaja su fácil autoaplicación lo que es de ayuda en la población pediátrica; sin embargo, las desventajas son el precio y el tiempo de terapia (10 semanas en promedio) para que sea eficaz clínicamente. Entre los efectos secundarios locales más frecuentas tenemos el eritema, prurito, dolor y escozor tras 4 semanas de uso.

Cimetidina

La cimetidina es un inmunomodulador sistémico oral que actúa como antagonista de los receptores histamina H2 por estimulación de la hipersensibilidad de tipo retardada.

La dosis pediátrica es de 30 a 40 mg/kg/ dividido en 4 tomas y en adultos 300 a 800 mg/día; por 6 semanas. Entre los efectos secundarios poco frecuentes tenemos náusea, diarrea, rash y mareos.

Terapia Antiviral
Cidofovir

Es un análogo de nucleósidos de desoxicitidina monofosfato que actúa inhibiendo la ADN polimerasa viral, y por consiguiente bloquea la síntesis del ADN del virus, se utiliza de forma sistémica o tópica, de 3 - 5 mg/kg IV por semana durante 2 semanas, seguido de 5 mg/kg IV una vez cada 2 semanas, entre sus efectos secundarios se encuentra la nefrotoxicidad y neutropenia. En concentración al 1% en crema o gel, se debe aplicar una vez al día en cada lesión, 5 veces por semana por 8 semanas; cidofovir al 3% en crema o gel, se debe aplicar en cada lesión una vez al día, 5 veces por semana por 2 semanas, dentro de los efectos secundarios tópicos tenemos el eritema, erosión, dolor y prurito.

Tratamiento De Molusco Contagioso				
Métodos Destructivos				
Procedimientos físicos				
Tratamiento	Protocolo	Ventajas	Efectos Secundarios	Fuerza de recomendación
Curetaje	Extracción con cureta luego de la aplicación de anestesia local o tópica	Provee tejido para el estudio histopatológico. Simple, fácil y económico	Sangrado, cicatrices	C
Crioterapia	Aplicación de nitrógeno líquido con cryospray	Eficaz, rápido y relativamente menos doloroso que otros tratamientos.	Dolor, prurito, eritema, hiperpigmentación o hipopigmentación residuales y cicatrices.	B
Expresión manual, evisceración o extrusión	Remoción manual el núcleo umbilicado de la lesión	Ayuda al diagnóstico clínico	Dolor, alta probabilidad de inoculación	A

Tabla 2. Tratamiento del molusco contagioso, métodos destructivos: procedimientos físicos. Taxonomía de la fuerza de la recomendación. A Se basa en evidencia consistente y de buena calidad orientada al paciente. B Se basa en evidencia inconsistente o de calidad limitada orientada al paciente. C Se basa en consenso, práctica habitual, opinión, evidencia orientada a la enfermedad o series de casos para estudios de diagnóstico, tratamiento, prevención o detección.

Tratamiento De Molusco Contagioso

Métodos Destructivos

Agentes químicos destructivos

Tratamiento	Protocolo	Ventajas	Efectos Secundarios	Fuerza de recomendación
Ácido Tricloroacético	Aplicación directa sobre la lesión	Rápido, relativamente económico rápido	hipopigmentación, prurito en el área de tratamiento, eritema de la piel circundante, ulceracas y cicatrices.	C

Tabla 3. Tratamiento del molusco contagioso, métodos destructivos: Agentes químicos NO destructivos. Taxonomía de la fuerza de la recomendación. A Se basa en evidencia consistente y de buena calidad orientada al paciente. B Se basa en evidencia inconsistente o de calidad limitada orientada al paciente. C Se basa en consenso, práctica habitual, opinión, evidencia orientada a la enfermedad o series de casos para estudios de diagnóstico, tratamiento, prevención o detección.

Tratamiento De Molusco Contagioso

Inmunoterapia local

Tratamiento	Protocolo	Ventajas	Efectos Secundarios	Fuerza de recomendación
Imiquimod	Aplicar las noches directamente en las lesiones por 8 horas y después lavar. Usar de 3 a 5 veces por semana hasta la remisión de la clínica	Idóneo para pacientes inmunodeprem idos, fácil autoaplicación	eritema, prurito, dolor y escozor tras 4 semanas de uso.	C

Tabla 4. Tratamiento del molusco contagioso, Inmunoterapia local. Taxonomía de la fuerza de la recomendación. A Se basa en evidencia consistente y de buena calidad orientada al paciente. B Se basa en evidencia inconsistente o de calidad limitada orientada al paciente. C Se basa en consenso, práctica habitual, opinión, evidencia orientada a la enfermedad o series de casos para estudios de diagnóstico, tratamiento, prevención o detección.

Tratamiento De Molusco Contagioso

Inmunoterapia sistémica

Tratamiento	Protocolo	Ventajas	Efectos Secundarios	Fuerza de recomendación
Cimetidina	Dosis pediátrica de 30 a 40 mg/kg/ dividido en 4 tomas y en adultos 300 a 800 mg/día; por 6 semanas.	Fácil administración	Náuseas diarrea, rash y mareo.	C

Tabla 5. Tratamiento del molusco contagioso, Inmunoterapia sistémica. Taxonomía de la fuerza de la recomendación. A Se basa en evidencia consistente y de buena calidad orientada al paciente. B Se basa en evidencia inconsistente o de calidad limitada orientada al paciente. C Se basa en consenso, práctica habitual, opinión, evidencia orientada a la enfermedad o series de casos para estudios de diagnóstico, tratamiento, prevención o detección.

Tratamiento De Molusco Contagioso

Terapia antiviral

Tratamiento	Protocolo	Ventajas	Efectos Secundarios	Fuerza de recomendación
Cidofovir 1-3 % en crema o gel	Cidofovir al 1% aplicar en cada lesión una vez al día, 5 veces por semana por 8 semanas	Fácil autoaplicación, relativamente económico.	Eritemas, erosión, dolor y prurito	C
Cidofovir intravenoso	de 3 - 5 mg/kg IV por semana durante 2 semanas, seguido de 5 mg/kg IV una vez cada 2 semanas.	Respuesta sistémica	nefrotoxicidad y neutropenia.	C

Tabla 6. Tratamiento del molusco contagioso, terapia antiviral. Taxonomía de la fuerza de la recomendación. A Se basa en evidencia consistente y de buena calidad orientada al paciente. B Se basa en evidencia inconsistente o de calidad limitada orientada al paciente. C Se basa en consenso, práctica habitual, opinión, evidencia orientada a la enfermedad o series de casos para estudios de diagnóstico, tratamiento, prevención o detección.

	Resumen
Concepto	○Infección por DNA virus-poxvirus. ○Afecta a infantes, población sexualmente activa e inmunodeprimidos
Clínica	○ Lesiones papulares únicas o múltiples con depresión central (umbilicadas), color perlado brillante.
Diagnóstico	○Clínica y biopsia
Diagnóstico diferencial	○Diferenciar con verruga vulgar y miliaria si son muy pequeños
Prevención	○Evitar el contacto físico directo con personas infectadas ○Evitar el hacinamiento, el calor y la humedad ambiental. ○Mejor la higiene personal y evitar el contacto con fómites potencialmente contaminados.
Tratamiento	○La elección del tratamiento variará en función de las características del paciente, su edad, el número, localización de las lesiones y experiencia del médico. ○Métodos destructivos: (más utilizados) 1. Físicos 2. Agentes químicos destructivos 3. Agentes químicos NO destructivos. ○Inmunoterapia: 1. Local 2. Sistémica ○Terapia antiviral

Tabla 7. Resumen

BIBLIOGRAFÍA

1.Sandoval, M. (2019). Manual del interno de medicina. Dermatología. Pontificia Universidad Católica de Chile, p 35- 37

2.Gerlero, P., Hernández-Martín, A. (2018). Actualización sobre el tratamiento de moluscos contagiosos en niños. Revista Dermo-Sifiliográficas,109(5),408- 415

3.Rodríguez, G., Arenas, D. (2017). Molusco contagioso. Revista de la Asociación Colombiana de Dermatológica y Cirugía Dermatológica, 25(4),304-313

4.Leyva-Sartori, M. (2017). Molusco contagioso. Dermatol Perú ,27(3), 156-160

5.Pimentel, C., Peramiquel, L., Puig,L . (2004). Molusco contagioso. Revista Farmacia Profesional, 18(3),72-77

6.Caamaño-Dosil, A., Monteguano-Sánchez, B., Pérez-Valcárcel, J. Mosquera-Fernández, A. (2015) Molusco contagioso. A propósito de un caso en paciente infantil. Enfermedades dermatológicas,9(26),37-39

7.Monteagunlo, B., Cabanillas, M., Acevedo, A., de las Heras, C., Pérez-Pérez,L. (2010). Molusco contagioso. Anales de Pediatría,72(2),139-142

8.Román- Barba, R. (2011). Molusco contagioso. Revisión y opciones de tratamiento. Archivos Médicos de Actualización en Tracto Genital Inferiror,3(5), 32-35

CAPÍTULO 18

Francisco Javier Viteri Tapia
Hepatitis B

Introducción

El virus de la hepatitis B (VHB) es un virus de DNA integra a la familia hepadnaviridae, la infección por VHB es un problema de salud pública con elevados datos de morbilidad y mortalidad teniendo el 6% en el Ecuador. En el mundo dos mil millones de personas se han infectado, se encontraron 240 millones de personas infectadas crónica por el VHB (Sarin, 2016, p. 2)

La infección VHB conlleva a una enfermedad hepática aguda o crónica. Su forma de transmisión es a través del contacto directo con sangre o fluidos corporales de personas infectadas, se puede infectar de forma vertical, la cual es de la madre al hijo, o horizontal la que consiste entre niños ya que pueden tener contacto con las secreciones de niños infectados lo que representa el 1% de contagio, los cuales podrían terminar en una infección crónica, la cual se presenta durante la adolescencia o edad adulta. Por lo general siendo su forma más común de transmisión las relaciones sexuales sin protección, la transfusión de hemocomponentes la cual consiste en compartir agujas contaminadas siendo esto poco probable (Abbas et al, 2015)

Cuando se presenta la infección por VHB en el huésped, las primeras células a infectarse son kufer siendo su destino los hepatocitos llegando por diseminación hemática en donde se origina la replicación y liberación de los viriones. El DNA del virus codifica 7 proteínas: HBeAg (antígeno e, proteína dimérica secretada), HBcAg (antígeno del núcleo core, proteína viral de la cápside), VHB Pol / RT (polimerasa, actividad de transcriptasa inversa), PreS1 / PreS2 / HBsAg (glucoproteínas de envoltura de superficie grande, media y pequeña) y HBx (antígeno x, regulador de la transcripción en el inicio de la infección) (Lampertico et al., 2017).

Su forma es esférica con una cubierta de glucoproteínas, la cual esta compuesta por el antígeno de superficie s (HBsAg). La proteína viral de la cápside está integrada por el antígeno core (HBcAg), adicional de varias proteínas secretadas de forma soluble que pertenecen al antígeno e (HBeAg). En el interior de estas estructuras se encuentra el DNA del virus con sus enzimas transcriptasa inversa, siendo una de sus características provocar un alto número mutaciones, lo que significa una respuesta del huésped poco eficiente. Aunque exista la replicación del virus en los hepatocitos esto no produce la muerte celular debido a que los procesos de replicación se producen de manera intracelular y las células infectadas pasan sin ser percibidas por el sistema inmune lo que puede ocurrir por mucho tiempo y el que genere la citólisis de hepatocitos será el mismo sistema inmune el (Cortés et al., 2012).

Infección Aguda

El tiempo que dura la incubación de la infección aguda puede ir de 1 y 6 meses. El HBsAg, antígeno de superficie o antígeno Australia es el primer indicador serológico en surgir, tiempo después apareció el anticuerpo anti-HBcAg. El antígeno HBeAg este también puede ser detectado en las infecciones agudas, y sus valores circulantes de DNA son altos por ello su elevada transmisibilidad. Cuando existe una respuesta del sistema inmune frente a los hepatocitos infectados pueden aumentar Los niveles de alaninoaminotransferasa ALT debido a la replicación viral.

Infección Crónica

Lo que va a determinar la progresión entre infección aguda y crónica es la edad al momento que presenta el contagio, el sistema inmune del huésped, el uso de inmunosupresores, concomitancia de otras infecciones como HIV, los factores ambientales como la ingesta de alcohol entre otros. Cuando se produce la infección entre madre e hijo progresan en el 90% de los casos a hepatitis crónica esto se debe a la inmadurez del sistema inmunológico, cuando son niños con edad máxima a los 5 años presentan un riesgo de infección crónica entre 20 y 50 %, y en la adolescencia y edad adulta este riesgo baja a menos del 5%. De las personas infectadas de manera crónica teniendo un riesgo de desarrollar complicaciones como cirrosis y carcinoma hepatocelular (Toro et al., 2011)

Diagnóstico

el diagnostico se da mediante un examen físico que realiza el medico donde busca signos de daño hepático como, fiebre, fatiga, pérdida de apetito, náusea, vómitos dolor abdominal, orina oscura, heces de color arcilla, dolor articular, ictericia, acompañado de un análisis de sangre, ecografía hepática y biopsia de hígado.

Las personas con infección crónica en gran porcentaje suelen ser asintomáticos sin embargo algunos desarrollan complicaciones como hepatitis crónica cirrosis y carcinoma hepatocelular (CDC, 2020).

Hepatitis B Crónica

La HBsAg se encuentra presente durante 6 meses, el ADN del VHB en suero varia de indetectable a varios miles de millones UI/ml, se encuentra subdividido en HBeAg da como positivo y los valores mas bajos (2,000-20,000 UI/ml) a menudo se ven en CHB HBeAg significa negativo.

Los resultados de la biopsia hepática muestran hepatitis crónica con necroinflamacion y / fibrosis variable (Sarin et al, 2016).

Durante la infección crónica existen distintas fases clínicas y serán determinadas por las pruebas serológicas, la función y biopsia hepática

Fase de Tolerancia Inmune: es una fase común en el neonato infectado, existe una alta carga viral sin embargo no existe daño hepático, los valores de la enzima hepática ALT (Alanina aminotransferasa) se encuentran <2 veces el límite alto, el valor de DNA > 20,000UI/ml, y con un HBcAg positivo.

Fase de inmunidad Activa: esta fase es típica de los pacientes que tuvieron una infección perinatal y ya han transcurrido 20- 30 años posterior a la infección, en estos se encuentran valores de ALT >2 veces el limite alto, un DNA > 20,000UI/ml, HbcAg y HBsAg positivos

Fase de Resolución: en esta fase se da la aparición de anticuerpos contra el HBsAg

Fase portador inactivo: son pacientes que tienen HBeAg negativo, Anticuerpos contra HBeAg positivo y DNA negativo, además que las enzimas hepáticas y biopsia deben ser normales (Merino et al., 2017)

Para poder dar un diagnostico es necesario la detección de los marcadores serológicos los cuales se dan por la presencia de la IgM anti HBc lo que indica una infección aguda por VHB

Tabla 1. Marcadores serológicos de la infección por VHB

AgHBs antígeno de superficie del VHB	Su persistencia más allá de seis meses indica cronificación de la infección. Indica presencia actual del virus
Anti-HBs: anticuerpos frente al antígeno de superficie del VHB	Indican infección pasada con desarrollo de inmunidad.
AgHBc: antígeno core del VHB	Sólo detectable en los hepatocitos
Anti-HBc: anticuerpos frente al antígeno core del VHB	lgM anti-HBc: indica infección aguda o reactivación. lgG anti-HBc: indica infección pasada o presente (contacto previo con el VHB).
AgHBe: antígeno e del VHB	Su presencia si persiste más allá de la fase aguda, es sugestiva de cronicidad con capacidad replicativa del VHB.
Anti-HBe: anticuerpo frente al antígeno e del VHB	Marcador de seroconversión y disminución de la infectividad en portadores

Fuente: (Merino et al., 2017)

Tratamiento

El tratamiento es de acuerdo con el tipo de infección ya sea aguda o crónica, en el caso de las personas con infección aguda recibirán tratamiento de apoyo de acuerdo con sus síntomas. En la hepatitis B crónica existen dos grupos los de hepatitis crónica HBeAg (+) y hepatitis crónica HBeAg (-).

Terapia para adultos con infección VHB activa (HBeAg negativo o HBeAg positivo)

Criterios para tratamiento para personas con VHB
- Elevación de ALT >de 35 U / L para hombres y 25 U / L para mujeres
- Evidencia de enfermedad histológica
- Elevación de ADN VHB por encima de 2,000 IU / mL (HBeAg negativo) o por encima de 20,000 IU / mL (HBeAg positivo) (Sarin et al., 2016).

Consideraciones Especiales

Existe portadores los cuales no deben recibir tratamiento pero si rastrear ADN y niveles de ALT cada 6 meses el primer año del diagnóstico, después de esto hacerlo una vez por año, estos son portador inactivo: HBeAg negativo, anti-HBe-positivo con ALT normal y ADN VHB < a 2000 UI/mL.

En estado de inmuno tolerancia se encuentran los menores de 30 años y en caso de no presentar signos o síntomas no necesitan tratamiento estos van a dar HBeAg positivo, ADN elevado (habitualmente > a 107) y ALT normal, el control debe ser cada 3 meses de la ALT y 6 mess con valores de DNA.

En el mercado existen varios fármacos para el tratamiento del VHB, entre esos tenemos el interferón en presentación estándar, análogos de nucleostidos siendo su componente lamivudina, adefovir, telbivudina, entecavir y tenofovir (Gadano et al., 2013) (Merino et al., 2017).

En pacientes jóvenes sin comorbilidades y genotipos A y B se utiliza peg-IFN entecavir o tenofovir. En personas con enfermedad autoinmune, psiquiátrica no controladad, enfermedad cardica grave cirrosis descompensada, convulsiones y citopenia se encuentra contraindicado el peg-IFN.

El entecavir se administra en dosis de 0,5ml/d, el tenofovir 300 ml/día, Adefovir dipivoxil, 10mg/d, Telbivudina 600mg/d se administran vía oral y pueden interrumpir 12 meses después de haber obtenido la seroconversión de HBeAg. Fuente: (Gadano et al., 2013)

1.Lok, A. (2019). Hepatitis B virus: Overview of management. UpToDate Inc, https://www.uptodate.com/contents/hepatitis-b-virus-overview-of-management?search=hepatitis%20b&source=search_result&selectedTitle=1~150&usage_type=default&display_rank=1

2.Organización mundial de la salud. (19 de julio de 2019). Hepatitis B. Recuperado de https://www.who.int/es/news-room/fact-sheets/detail/hepatitis-b

3.Sarin, S. K., Kumar, M., Lau, G. K., Abbas, Z., Chan, H. L., Chen, C. J., Chen, D. S., Chen, H. L., Chen, P. J., Chien, R. N., Dokmeci, A. K., Gane, E., Hou, J. L., Jafri, W., Jia, J., Kim, J. H., Lai, C. L., Lee, H. C., Lim, S. G., Liu, C. J., Kao, J. H. (2016). Asian-Pacific clinical practice guidelines on the management of hepatitis B: a 2015 update. Hepatology international, 10(1), 1–98. https://doi.org/10.1007/s12072-015-9675-4

4.Abbas, Z., Elewau, A., Ferenci, P., Isakov, V., Khan, A.G., Lim, S.G., Locarnini, S., Ono, S.K., Sollano, J., Spearman, C.W., Yeh, C.T, Yuen, M.F., LeMair, A.W. (2015). 4Guía mundial de la organización mundial de gastroenterología: Hepatitis B. Organización Mundial de Gastroenterología, (2), p.8-19. https://www.worldgastroenterology.org/UserFiles/file/guidelines/hepatitis-b-spanish-2015.pdf

5.Lampertico, P., Agarwal, K., Berg, T., Buti, M., Janssen, H., Papatheodoridis, G., Zoulim, F., Tacke, F. (2017). EASL 2017 Clinical Practice Guidelines on the management of hepatitis B virus infection. Journal of hepatology, (67), p. 370–398, DOI:https://doi.org/10.1016/j.jhep.2017.03.021. https://www.journal-of-hepatology.eu/article/S0168-8278(17)30185-X/fulltext

6.Cortés, L., Domínguez, M., Simón, M.A. (2012). Problemas comunes en la práctica clínica: Hepatitis B . Gatroenterología y hepatología, (2), p. 769-786, https://www.aegastro.es/sites/default/files/archivos/ayudas-practicas/00_Portada_Prologo_Indice.pdf

7. Toro, A., Restrepo, J. (2011). Hepatitis B. Medicina y laboratorio, (87), p. 311-327, https://www.medigraphic.com/pdfs/medlab/myl-2011/myl117-8b.pdf

8.Centro para el Control y la Prevención de Enfermedades de Estados Unidos. (2020). Hepatitis viral: Hepatitis B. Recuperado de: https://www.cdc.gov/hepatitis/hbv/hbvfaq.htm#ref07

9.Merino, B., Rodríguez, M., Ruiz, O., Cárdenas, J. (2017). Hepatitis víricas: Infección por VHB. Manual CTO de medicina y cirugía , (3), p. 85-92,

10.Terrault, N.A., Lok, A.S., McMahon, B.J., Chang, K.M., Hwang, J.P., Jonas, M.M., Brown, R.S., Jr., Bzowej, N.H., Wong, J.B. (2018). Update on prevention, diagnosis, and treatment of chronic hepatitis B: AASLD 2018 hepatitis B guidance. Hepatology, 67: 1560-1599. doi:10.1002/hep.29800

11.Gadano, A., Fassio, E., Bessone, F., Lasala, B., Stecher D., Ramonet, M., Fallo, A., Vizzotti, C., Biscayart, C., Morán, M., Gonzalez, J., Vujacich, C., Ciocca, M., Pérez, E., De Feo, M.. (2013). Recomendaciones para el tratamiento de personas con hepatitis B crónica . Dirección del sida y ETS. msal Recuperado de http://www.msal.gob.ar/images/stories/bes/graficos/0000000036cnt-2013-05-07_guia-hepatitis-B-cronica.pdf

CAPÍTULO 19

Adriana Campverde Ávila

Virus del Papiloma Humano (HPV)

Introducción

La infección por el virus del papiloma humano (VPH ó HPV) es el causante de una de las enfermedades de transmisión sexual (ETS) más comunes en la actualidad, con una mayor prevalencia en el sexo femenino frente al masculino, iniciando en un grupo etario joven, sexualmente activos, infectados en algún momento por HPV. Alcanza su pico máximo alrededor de la cuarta década de vida, es el causante principal de la mayoría de casos de Cáncer Cérvico-uterino (Ca Cu), que según la Organización Mundial de Salud (OMS) es la segunda causa de mortalidad entre las mujeres en el mundo, con 300,000 decesos anuales, lo que corresponde a un 80% de casos en países en vías de desarrollo por lo que hoy en día se ha convertido en una patología de gran relevancia para su estudio.

Aspectos Microbiológicos

El papiloma humano es un tipo de virus sin cubierta perteneciente a la familia de los Papillomaviridae, con un genoma de tipo DNA circular de doble cadena, del cual se han reconocido más de 120 tipos víricos, clasificados en subtipos y genotipos basados en las diferentes secuencias de ADN que éste posee, por lo que son diferenciados según su patología oncológica en alto y bajo riesgo oncológico. (Lauri E. Markowit, 2014)

Fisiopatología

La infección por HPV inicia cuando el portador infectado mantiene contacto sexual con una persona sana, durante esta actividad sexual se produce lesiones micro abrasivas en la capa basal del epitelio cervical, lo que genera la entrada de viriones al epitelio, infectando a las células mucosas de este tejido mediante su unión a receptores celulares. Una vez producida la infección celular, el ADN viral comienza la replicación de su genoma, utilizando toda la maquinaria celular, provocando que la capa basal comience a diferenciarse y progresar hasta la superficie del epitelio (estrato escamoso), estimulando la replicación, lo que causa la división de células basales y repartición del genoma viral (50 – 100 copias) en igual cantidad en las nuevas células creadas. (Ramón Silva, 2013)

La cápside consta de 2 proteínas, la proteína L1 y la proteína L2. El genoma viral del VPH se divide en 3 regiones: la región larga de control, LCR; la región que corresponde a los genes tempranos (E1 a E8) y la región que corresponde a los genes tardíos (L1 y L2). (Gerardo Santos-López, 2015)

Los genes tempranos codifican para 6 proteínas con diferentes funciones. (Figura 1) La proteína E1 coopera con la proteína E2 para mantener el genoma en estado episomal y actúa como una ADN helicasa durante la replicación del genoma viral. La proteína E2 influye sobre la transcripción y replicación del ADN viral. Adicionalmente, en tipos de alto riesgo, la E2, actúa inicialmente como un supresor del promotor de los genes E6 y E7. La expresión de la proteína E4 es necesaria para la producción de la proteína L2 y además interacciona con las cito-queratinas para liberar a los viriones generados. La proteína E5 se une a factores de crecimiento y participa en la evasión del sistema inmune, desregulando la presentación de antígeno por parte de las moléculas del complejo mayor de histocompatibilidad clase l. El E6 se une al p53 a través de E6AP, una proteína ubiquitina ligasa, lo que conduce a la degradación de p53 por la vía de las proteasas y a la división de células con daño en su ADN. Por su parte el E7 se une a la proteína de retinoblastoma (Rb) evitando que forme un complejo con el E2F, de esta manera se induce a las células a entrar prematuramente a la fase S, mientras que la proteína de retino-blastoma es degradada a través de la ruta de las proteasas. (Santiago López, 2012)

Figura 1. Patogenia de la infección por VPH

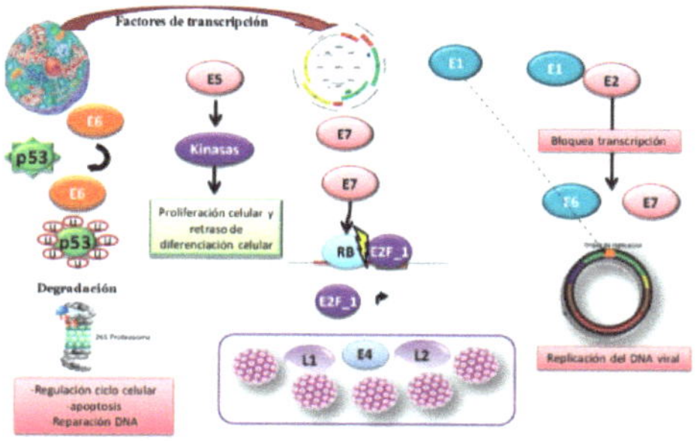

Fuente: Tomado de (Ramón Silva, 2013)

La acción conjunta de E6 y E7 produce un efecto sinérgico en la desregularización del ciclo celular y la inhibición de la apoptosis. El paso final del ciclo productivo se da en el ensamble del virión y su maduración, que se lleva a cabo en las capas superiores del epitelio en donde es liberado, infectando así a otras células. El VPH además de presentar un ciclo reproductivo, en donde su genoma se mantiene como un elemento episomal que conduce a la producción de partículas virales, su ADN también puede integrarse al genoma de la célula huésped, estableciendo así un ciclo viral no productivo o abortivo. La integración rompe el gen E2, provocando que E6 y E7 no estén regulados negativamente y entonces se lleva a cabo una sobreexpresión de E6 y E7 que conduce a la célula a un estado de transformación. (Santiago López, 2012)

Transmisión

Esta infección se produce en la mayoría de casos por trasmisión sexual con penetración, por contacto de piel a piel a través de contactos positivos, mediante prácticas sexuales vaginales o anales, o menos común en ausencia de penetración mediante contacto oral-genital, o manual-genital; y en raras ocasiones mediante transmisión vertical en estado de gestación en etapa clínica durante el parto, ocasionando papilomatosis respiratoria recurrente (PRR) en los recién nacidos. (Centers for Disease Control and Prevention, 2007)

Factores De Riesgos

Los factores que favorecen el contagio de HPV son:

Inicio de vida sexual a temprana edad
Inicio de nuevas relaciones sexuales heterosexuales u homosexuales
Promiscuidad sexual
Inmunosupresión por HIV, quimioterapia, casos de diabetes mellitus avanzada, embarazo
Factores genéticos
Fómites
Tabaquismo
Uso prolongado de anticonceptivos

Fuente: Elaborado por: Adriana Campoverde Ávila. Tomado de (Secretaria de Salud-México, 2013)

Clasificación Oncologica

De Alto Riesgo (HPV-AR): VPH 16, 18, 31, 33, 35, 39, 45, 51, 52, 56, 58, 59 y 66, siendo los más habituales los tipos 16 y 18, causantes de lesiones precancerosas en el cuello uterino (cérvix) que evolucionan a cáncer cervical invasivo principalmente, cánceres vaginales o vulvares de pene, anales y en menor prevalencia cáncer de cabeza y cuello. (National Cancer Institute, 2017)

De Bajo Riesgo: (HPV-BR): VPH 6, 11, 40, 42, 43, 44, 54, 61, 70, 72, 81, siendo los más frecuentes los tipos 6 y 11, causante de verrugas ano-genitales (condilomas acuminados). (F. Xavier Bosch, 2006)

Diagnóstico

Manifestaciones Clínicas

La gran mayoría de tipos de HPV descritos cursan de manera asintomática, transitoria, con resolución espontánea sin evidencia de secuelas, ya que la mayor parte de la gente infectada desconoce que posee esta infección; mientras que otros tipos se manifiestan específicamente cursando con infecciones sub-clínicas que evolucionan a lesiones papulosas y llegan hasta el desarrollo de cáncer cérvico-uterino, el cual es de difícil resolución cuando no es diagnosticado a tiempo. El periodo de incubación puede oscilar entre 3 a 4 meses aproximadamente, sin embargo puede durar hasta un periodo de 2 años. (Manual CTO, 2018)

Las manifestaciones clínicas cursan con diferentes etapas de infección, dependiendo del tipo de virus patógeno y sitio de lesión:

Etapa Latente: presencia de DNA viral positivo, sin presencia de lesiones cito histológicas. (Figura 2)

Etapa subclínica: presencia de lesiones colposcópicas aceto-blancas (leucoplasias) y evidencia de lesiones cito-histológicas (displasia). (Figura 3)

Etapa clínica: presencia de lesiones exofíticas vulvares y perianales pruriginosas, de consistencia blanda y coloración rosácea, con pápulas hiper-queratosis, con morfológica similar a una coliflor denominados condilomas o verrugas. (Figura 4 - 5) (Manual CTO, 2018)

Mujeres

| **Figura 2** | **Figura 3** | **Figura 4** |

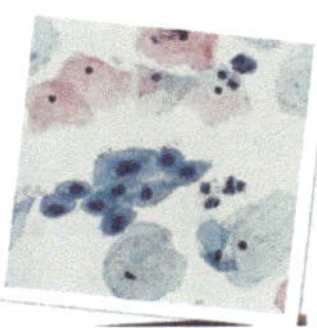 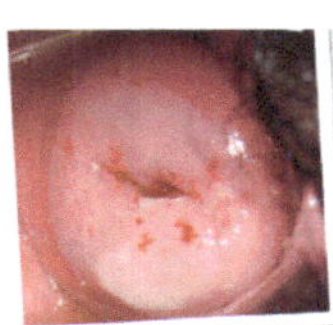 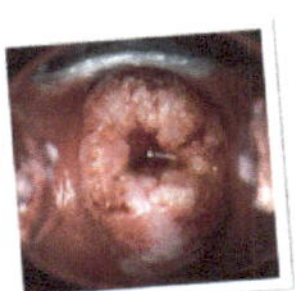

Fuente: Tomado de (Manual CTO, 2018)

HOMBRES

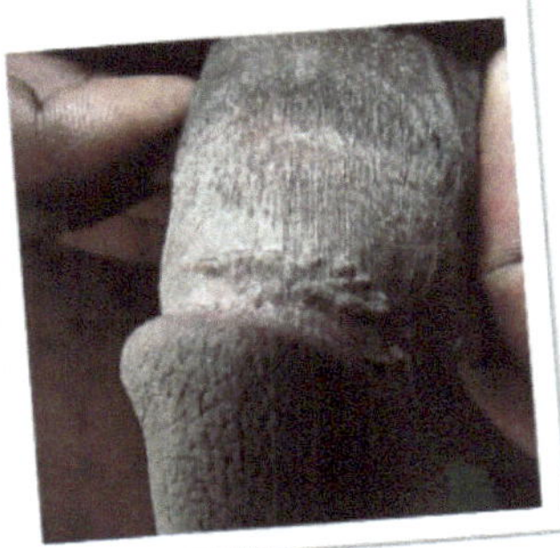

Fuente:Tomado de (Centers for Disease Control and Prevention, 2007)

Pruebas Diagnósticas

Las lesiones pre-malignas del cérvix uterino son asintomáticas y para su identificación es necesario realizar el cribado a mujeres sanas mediante citología cervical, pruebas de detección de VPH y la reevaluación a las pacientes que presentan alguna anomalía mediante examen colposcópico y/o toma de biopsia dirigida. (J. González-Merlo, 2014).

Citología Cervical

Es un examen basado en el estudio morfológico de las células exfoliadas provenientes de la mucosa ecto-endo cervical. Las células infectadas por VPH presentan alteraciones en el núcleo y citoplasma, alteraciones que se pueden determinar microscópicamente. En muchos países su uso sistémico ha permitido reducir la incidencia y mortalidad por cáncer uterino, entre un 70 a 90%. (J. González-Merlo, 2014)

La citología cervical muestra una elevada especificidad, alrededor del 97%, lo que determina que el resultado raramente es falso positivo. La limitación de la citología cervical estriba en su baja sensibilidad y por lo tanto su tasa elevada de falsos negativos, cuyas principales causas son la toma de muestra inadecuada y no representativa de la zona de transformación y la interpretación incorrecta del frotis. (Agency for Health Care Policy Research, 1998)

Actualmente existe otro método que es la citología en fase líquida, el cual tiene la ventaja de preservar el material y permite realizar de forma automatizada, en el laboratorio, una extensión en mono capa previa dispersión y filtración de la sangre, moco u otros artefactos que provoquen mala interpretación de los hallazgos. (Bishop JW, 2000) (Miryam Puerto de Amaya, 2015)

Tabla.1 Clasificaciones de las lesiones pre-malignas del cérvix

Años 1950-69 (Reagan JW y cols.)[11]	Años 1970-1989 (Richart RM)[12,13]	Años 1990 – (Bethesda)[14]
Displasia leve	CIN 1	SIL de bajo grado (LSIL)
Displasia moderada	CIN 2	
Displasia severa	CIN 3	SIL de alto grado (HSIL)
Carcinoma *in situ*		

CIN: Neoplasia cervical intraepitelial. LSIL: Neoplasia cervical intraepitelial de bajo grado.
SIL: Lesión escamosa intraepitelial. HSIL: Neoplasia cervical intraepitelial de alto grado.

Fuente: Tomado de (San José Llongueras, 2006)

Prueba de detección de infección por VPH

Al ser el VPH el agente causal del cáncer de cérvix, se ha podido incorporar la detección viral en su cribado. Las pruebas de detección del ADN de VPH, a diferencia de la citología, son fiables y reproducibles. Estas pruebas nos permiten realizar un cribado del cáncer de cérvix en combinación con la citología o como prueba única. Nos permite la selección de las citologías anormales con alteraciones menores como ASCUS O LSIL, permitiéndonos identificar los grupos que requerirán de reevaluación para el diagnóstico y tratamiento. Además nos permite realizar el seguimiento de las mujeres tratadas por lesiones intra-epiteliales de alto grado, como marcador de curación o recidiva. La elevada sensibilidad y valor predictivo negativo de esta prueba en la detección de lesiones precancerosas de cérvix, la facilidad de empleo y reproducibilidad del método ha permitido la introducción del mismo en programas de cribado. (J. González-Merlo, 2014)

Los programas que utilizan la citología y la prueba de VPH, están dirigidas a mujeres mayores de 30 años. Estudios realizados confirman que la utilización conjunta de la citología cervical y la prueba de VPH ofrecen una sensibilidad media del 95.7%, con un valor predictivo negativo del 100%. (Saslow D, 2012)

Tabla 2. Métodos de tamizaje de Cáncer Cervical en la población general. Recomendaciones de la Sociedad Americana de Cáncer, Sociedad Americana de Colposcopia y Patología Cervical y Sociedad Americana de Patología Clínica

Población	Método de Tamizaje Recomendado	Comentario
Mujeres menores a 21 años	No realizar tamizaje	
Mujeres entre los 21-29 años	Citología cervical sola, cada 3 años	
Mujeres entre los 30-65 años	Citología cervical y detección de HPV (cotest) cada 5 años	Realizar tamizaje solo con detección de HPV, no es recomendado
	Citología cervical sola (aceptable) cada 3 años	
Mujeres mayores a 65 años	No es necesario realizar tamizaje, después de un tamizaje adecuado anterior negativo	Mujeres con historia de NIC 2, NIC 3 o adenocarcinoma in situ, continuará con el tamizaje de rutina durante 20 años después de la regresión espontanea o el manejo adecuado del NIC 2, NIC 3 o adenocarcinoma in situ

Mujeres sometidas a histerectomía total	No es necesario realizar el tamizaje	Aplica a mujeres sin cérvix y mujeres sin antecedente de NIC 2, NIC 3, adenocarcinoma in situ o cáncer en los 20 años anteriores
Mujeres vacunadas contra el HPV	Seguir las recomendaciones según la edad, igual que en mujeres no vacunadas	

Nota: Elaborado por: Adriana Campoverde Ávila. Tomado de (American College of Obstetricians and Gynecologists, 2016)

Tabla 3. Manejo de los resultados de Tamizaje del Cáncer Cervical

Método de Tamizaje	Resultado	Manejo
Tamizaje con citología cervical sola	Citología negativa	Tamizaje cada 3 años
	Citología: ASCUS y HPV negativo	Cotest en 3 años
	Otros	Referirse a las guías clínicas
Cotest	Citología negativa, HPV negativa	Tamizaje en 5 años
		Tamizaje en 3 años
	Citología: ASCUS, HPV negativa	Opción 1: seguimiento con cotesting a los 12 meses
	Citología negativa, HPV positiva	Opción 2: Genotipificación de HPV 16 ó HPV 18 Si el resultado para HPV 16 ó HPV 18es positivo, referir a colposcopía
	Otros	Si el resultado para HPV 16 ó HPV 18es negativo, realizar seguimiento en 12 meses con cotesting Referirse a las guías clínicas

Nota: Elaborado por: Adriana Campoverde Ávila. Tomado de (American College of Obstetricians and Gynecologists, 2016)

Colposcopia

La colposcopia consiste en la exploración magnificada del cérvix, nos permite la valoración de la zona de transformación para lograr determinar zonas epiteliales anormales y lograr dirigir la toma de biopsia permitiéndonos llegar al diagnóstico confirmatorio. Este estudio es el único método que nos permite identificar específicamente el área afecta. Los objetivos de la colposcopia son: identificar y confirmar la presencia de lesiones pre malignas, describir su topografía (afectación ectocervical, endocervical o mixta), conocer la extensión de la lesión, descartar la invasión y lograr planificar el tratamiento de acuerdo con las lesiones descritas. (J. González-Merlo, 2014)

La colposcopia ofrece una alta sensibilidad, con un porcentaje de falsos negativos inferior al 10%, correspondiendo el 9.7% para NIC I, 5,1% para NIC 2 y 10,3% para NIC 3. La especificidad en cambio es baja, algunos estudios describen un porcentaje de falsos positivos que alcanza hasta el 90%, sin embargo al utilizar adecuadamente los signos colposcópicos establecidos en la clasificación internacional, el porcentaje de falsos negativos disminuye notoriamente. (González-Merlo J, 1991)

Tabla 4. Clasificación Colposcopica de la International Federation of Cervical Pathology and Colposcopy (IFCPFC) 2011

Terminología colposcópica del cuello uterino de IFCPC 2011[1]

Evaluación General		Adecuada/ inadecuada a causa de... (por ej: cuello uterino no claro por inflamación, sangrado, cicatriz) • Visibilidad de la unión escamocolumnar: completamente visible, parcialmente visble, no visible Tipos de zona de transformación 1,2,3	
Hallazgos colposcópicos normales		Epitelio escamoso original: • Maduro • Atrófico Epitelio columnar • Ectopía Epitelio escamoso metaplásico • Quistes de Naboth • Aberturas glandulares y/o criptas glandulares Deciduosis en el embarazo	
Hallazgos colposcópicos anormales	**Principios generales**	**Ubicación de la lesión:** dentro o fuera de la zona de Transformación, ubicación de la lesión según las agujas del reloj **Tamaño de la lesión** Número de cuadrantes del cuello uterino que cubre la lesión, tamaño de la lesión en porcentajes del cuello uterino	
	Grado 1 (Menor)	Epitelio acetoblanco delgado. Borde irregular	Mosaico fino, Puntillado fino
	Grado 2 (Mayor)	Epitelio acetoblanco denso, Aparición rápida de epitelio acetoblanco. Orificios glandulares abiertos con bordes engrosados	Mosaico grueso, Puntillado grueso. Bordes delimitados, Signo del límite del borde interno, Signo de cresta o sobreelevado
	No específicos	Leucoplasia (queratosis, hiperqueratosis), Erosión Solución de Lugol (Test de Schiller): positivo/negativo	
Sospecha de invasión		Vasos atípicos Signos adicionales: Vasos delgados, superficie irregular, lesión exofítica, necrosis, ulceración (necrótica), tumoración nodular.	
Vasos atípicos		Zona de transformación congénita, Condiloma, Pólipo (exocervical / endocervical) Inflamación	Estenosis, Anomalía congénita, Anomalías post tratamiento, Endometriosis

Nota: Tomado de (Andía D., 2018)

Biopsia Dirigida

La biopsia dirigida por colposcopía es el único método que permite la confirmación diagnóstica y es determinante para programar el tratamiento. Esta biopsia puede obtenerse del ecto-cérvix de la zona que se visualiza afecta, la biopsia puede realizarse mediante pinza cervical en sacabocados o mediante escisión con asa pequeña de diatermia y la muestra del endo-cérvix se tomara mediante legra fenestrada endocervical. La biopsia dirigida es considerada el estándar de oro en la confirmación diagnóstica. (J. González-Merlo, 2014)

Tratamiento

Al hablar del tratamiento del virus del HPV, debemos contemplar algunas aristas respecto a su patogenia. Al considerar que han sido identificados más de 200 tipos y tan sólo unos 80 han sido completamente caracterizados, debemos entender que según el tipo de HPV identificado tendremos serotipos de Alto Riesgo y otros de Bajo Riesgo. (Castellsagué X, 2012)

La relación existente entre el VPH y el cáncer de cuello uterino ha quedado completamente establecida a través de publicaciones científicas durante los últimos 30 años. Evidencias epidemiológicas, virológicas, Anatomo-patológicas y estudios de biología molecular confirman esta relación. El VPH es causa necesaria, aunque no suficiente, para la producción del cáncer de cuello uterino, así como de otras neoplasias del área genital y la esfera otorrinolaringológica. (Asociación Española de Pediatría, 2018)

Entre los diferentes subtipos de VPH, existen unos de alto riesgo (u oncogénicos), relacionados con las neoplasias ano-genitales y otorrinolaringológicas y los de bajo riesgo, responsables de los condilomas acuminados o verrugas genitales. Se han detectado 15 tipos oncogénicos confirmados, siendo los tipos 16 y 18 los responsables del 70 % de todos los cánceres de cérvix. Globalmente, los tipos 16, 18, 45, 31, 33 y 52 son responsables de más del 85 % de los casos. Dentro de los VPH de bajo riesgo, los tipos 6 y 11 son responsables del 90 % de las verrugas genitales. Las lesiones neoplásicas intraepiteliales cervicales (CIN), tanto vulvares (VIN), vaginales (VAIN), anales (AIN) y peneanas (PIN) se asocian a los VPH benignos o de bajo riesgo, como son el VPH 6 y el VPH 11, pero, más comúnmente, a los VPH típicamente de alto riesgo oncogénico 16, 18, 31 y 45 con una frecuencia entre el 5-90 %. (Castellsagué X, 2012)

Al hablar de tratamiento en el diagnóstico de VPH, debemos hablar de dos estrategias para su   prevención y detección. La prevención primaria que implica generar estrategias para evitar la adquisición de la enfermedad (vacunación, eliminación y control de riesgos ambientales, educación sanitaria, etc.) y la prevención secundaria que va encaminada a detectar la enfermedad en estadios precoces en los que el establecimiento de medidas adecuadas puede impedir su progresión. Estas dos son estrategias aplicadas por políticas de salud a nivel internacional, incluyendo al Ecuador, dentro de estas estrategias destacan ciertas recomendaciones como son:

Tabla 5. Prevención Primaria. Recomendaciones y Evidencia

RECOMENDACIÓN	NIVEL/GRADO
La evidencia demuestra que el inicio de las relaciones sexuales a edad temprana es un factor que aumenta el riesgo de cáncer cérvico-uterino, por lo que se recomienda informar a las adolescentes que deben evitar el inicio temprano de las relaciones sexuales (antes de los 18 años)	C
En mujeres con múltiples parejas sexuales y enfermedades de transmisión sexual es necesario ofrecer educación para el cuidado de la salud sexual	C
Se debe informar a la población acerca de la enfermedad, factores de riego, posibilidades de prevención, diagnóstico y tratamiento oportuno	D
Se debe promover acciones de detección oportuna realizando el tamizaje a mujeres con vida sexual activa y/o factores de riesgo e informar sobre la importancia del tratamiento	D
Promover el uso de preservativo para las relaciones sexuales más seguras y así disminuir el riesgo de ITS incluyendo el VPH	D
La detección primaria se realizará por medio de la promoción a la salud, la vacunación y la detección oportuna del cáncer cérvico uterino	D

EVIDENCIA	NIVEL/GRADO
La aplicación de la vacuna contra virus del papiloma humano VPH cuatrivalente ha probado efectividad profiláctica en jóvenes previo a la exposición sexual (12-13 años)	A
Algunos programas han incorporado la vacuna contra virus del papiloma humano VPH a todas las mujeres adolescentes de 10 a 12 años que no han iniciado vida sexual, sustentados en estudios de costo-efectividad	M

Nota: Elaborado por: Adriana Campoverde Ávila. Fuente: Tomado de (Salud-México, 2008)

Tabla 6. Prevención Secundaria. Factores de Riesgo. Recomendaciones y Evidencia

EVIDENCIA	NIVEL/GRADO
La presencia del VPH oncogénico aumenta el riesgo de Cáncer cérvico uterino en las mujeres	IV B
El antecedente de infecciones de transmisión sexual y tener múltiples parejas sexuales se considera un factor de riesgo para cáncer cérvico uterino	IB
El inicio de las relaciones sexuales antes de los 18 años se considera un factor de riesgo para cáncer cérvico uterino	IV
Las pacientes con inmunodeficiencia adquirida se consideran un grupo de riesgo para cáncer cérvico uterino	IB
El tabaquismo ha demostrado ser un factor de riesgo para cáncer cérvico uterino por la acción carcinogénica del tabaco en el cérvix, así como supresión inmune local como posible mecanismo	IV

RECOMENDACIÓN	NIVEL/GRADO
Dejar de fumar debe ser recomendado en mujeres con infección del virus del papiloma humano o en cualquier estadio de la enfermedad cervical asociada	IA

Nota: Elaborado por: Adriana Campoverde Ávila. Fuente: Tomado de (Salud-México, 2008)

Tabla 7. Prevención Secundaria. Tamizaje. Recomendaciones y Evidencia

EVIDENCIA	NIVEL/ GRADO
La prueba de tamizaje de elección para cáncer cérvico uterino es la citología cervical de base líquida	IIB
La toma de citología cervical convencional sigue siendo una alternativa aceptable	IIC
Se ha demostrado que para reducir la incidencia y la mortalidad por cáncer cérvico uterino es necesario contar con un programa efectivo de prevención y detección oportuna que incorpore un sistema de recordatorio y vigilancia que cubra el 80% de la población en riesgo	IIA
La evidencia demuestra que la tasa de incidencia de cáncer invasor en mujeres jóvenes de 10 a 19 años es de 0/1000.000 y de 1.7/100.000 en el grupo de 20 a 24 años. Algunos estudios han demostrado que iniciar un programa de detección a los 21 años es más costo-efectivo que a los 18 años	A
La edad óptima para iniciar el tamizaje es desconocida y esto se documenta con la historia natural de la infección del virus del papiloma humano y el cáncer cervical que sugiere entonces realizar el tamizaje de una forma confiable dentro de los tres años después de la primera relación sexual o hasta los 21 años, cualquiera que ocurra primero	IIIC
Muchos estudios observacionales demuestran que el tamizaje con citología cervical reduce la incidencia y la mortalidad de cáncer cérvico uterino	IIB

La evidencia de la citología de base líquida comparada contra la citología cervical tradicional tiene mayor sensibilidad para identificar lesiones intraepiteliales escamosas y glandulares, con evidencia en un estudio de metanálisis que informa una sensibilidad del 80% para la citología líquida y un 72% para las pruebas de citología convencional	C; IIB
Debido a la alta prevalencia que tienen los tipos de virus del papiloma humano de alto riesgo oncogénico, en mujeres con lesiones escamosas intraepiteliales de bajo grado, alto grado y carcinoma, no está indicada la prueba de ADN del VPH en el manejo inicial de estas pacientes	IA
La prueba de ADN del virus del papiloma humano es recomendada en mujeres de 30 años o más con células escamosas atípicas de significancia desconocida ASCUS y AGUS y debe de ser usada solamente como complemento de la citología cervical, para reducir su tasa de falsos positivos o incrementar el valor predictivo negativo de la prueba	IA
La detección del ADN del VPH más la citología cervical, han demostrado una mayor sensibilidad que sólo la toma de citología cervical tradicional. Tienen un valor predictivo negativo cercano al 100%	C

RECOMENDACIÓN	NIVEL/ GRADO
La citología cervical se realizará anualmente hasta que se acumulen 3 pruebas negativas técnicamente satisfactorias, posteriormente se recomienda cada 2 o 3 años	2A
Se recomienda que las mujeres que no se han realizado una citología cervical en más de cinco años deven realizar la prueba anualmente hasta 3 pruebas negativas técnicamente satisfactorias, posteriormente se recomienda cada 2 o 3 años	IIIC
La citología cervical ya no está indicada en mujeres ≥70 años, con antecedente de tamizaje regular en un período de 10 años y con los 3 últimos reportes negativos o en mujeres que no tienen un riesgo incrementado de padecer cáncer cérvico uterino	2A
En mujeres que se sometieron a histerectomía total no relacionada con cáncer cérvico uterino puede discontinuarse la toma de citología cervical	2A
A las mujeres a quienes se les ha realizado una histerectomía subtotal (cuello uterino intacto) deberán continuar con la citología de acuerdo a lo recomendado en la guía	2A
En mujeres con histerectomía subtotal y total relacionada a lesiones de alto grado se deberá continuar con la citología cervical y/o vaginal anual	2A
En mujeres embarazadas sin antecedentes de citologías previas se sugiere realizar la citología igual que en las mujeres no embarazadas	III B
Mujeres inmuno-comprometidas (Trasplante de órgano, quimioterapia, VIH y con enfermedades de colágeno) se someterán a citología cervical anual	IB
Mujeres con enfermedades de transmisión sexual que hayan recibido tratamiento deberán repetir citología cervical mínimo en 6 semanas	D
Mujeres que recibieron la vacuna de VPH deben continuar su detección de cáncer cervical	2[a]

Nota: Elaborado por: Adriana Campoverde Ávila. Fuente: Tomado de (Salud-México, 2008)

La infección por VPH no se trata. El tratamiento está dirigido a las lesiones asociadas al VPH. Por lo tanto, las opciones de tratamiento para las verrugas genitales y los precursores del cáncer de cérvix, vaginal y vulvar, y en el caso de los varones, cáncer de ano y pene, incluyen diversos enfoques locales, cuya finalidad es lograr eliminar la lesión, con el uso por ejemplo, de la crioterapia, la electrocoagulación, el láser o la escisión quirúrgica. (American Cancer Society, 2019)

Condilomas Acuminados
Tratamiento Conservador
El tratamiento conservador puede efectuarse ya que el sistema inmunológico puede neutralizar el virus, esto se ha demostrado con la desaparición de lesiones entre el 50 y el 80% de los pacientes, durante los dos primeros años. (Secretaria de Salud-México, 2013)

Tratamiento Médico
Al realizar el tratamiento para un condiloma acuminado, es necesario primeramente realizar una valoración meticulosa del tracto genital inferior, la citología vaginal es obligatoria. Si el condiloma presenta un aspecto atípico es necesario realizar la toma de biopsia de la lesión para descartar malignidad. (Secretaria de Salud-México, 2013)

Existen muchos tratamientos para el condiloma acuminado, el más comúnmente utilizado es la auto aplicación de podofilina, que es un agente antimitótico, que interfiere en la división celular y daña los tejidos en los cuales las células se están reproduciendo. La podofilina es aplicada al 0.5% en las lesiones cada 12 horas durante 3 días a la semana en un período mínimo de 6 semanas. Se ha reportado una remisión de las lesiones con su uso de un 45 al 88%, con una recurrencia del 60%. (Secretaria de Salud-México, 2013)

Tratamiento Inmunológico
El imiquimod es un inmunomodulador celular que actúa al inducir la producción de citocinas, suprimiendo la infección por VPH, reduciendo la replicación en el sitio de aplicación, aumentan la respuesta inmunológica al activar a los linfocitos CD3 y CD4. Se recomienda usar imiquimod en crema al 5%, con aplicación tópica, tres veces por semana durante 16 semanas, este se ha asociado a una tasa de recurrencia baja, sin embargo sus costos son elevados. (Secretaria de Salud-México, 2013)

Tratamiento Quirúrgico

Se debe realizar la exéresis quirúrgica de la lesión bajo anestesia local o general. Se recomienda la exéresis para lesiones extensas y en particular para las lesiones pediculadas. La electrocirugía con asa diatérmica se recomienda para pacientes con condiloma acuminado genital, anal u oral, como aplicación única. La vaporización con láser de lesiones, está indicada en lesiones muy extensas anales como genitales. (Secretaria de Salud-México, 2013)

Los factores que influyen en la selección del tratamiento son el tamaño, la localización, el número y morfología de las lesiones, el sitio anatómico afectado, la preferencia del paciente, el costo del tratamiento, la comodidad, los efectos adversos y la experiencia del profesional. (Sanfilippo AM, 2003)
La podofilina/podofilotoxinas y el ácido salicílico constituyen la primera opción costo-beneficio en el tratamiento de verrugas genitales y cutáneas, respectivamente. En el caso de verrugas genitales, la primera y segunda línea incluyen además el tratamiento quirúrgico y el uso de imiquimod. La crioterapia y el ácido tricloro-acético son generalmente terapias de tercera línea, salvo en el caso de verrugas del meato urinario y mujeres en mujeres embarazadas, respectivamente. (López, 2008)

El tratamiento de las lesiones precancerosas dependerá de la extensión de las células anormales en el cuello uterino. Los procedimientos que se realizan son:

Tabla 8. Tratamiento quirúrgico en infección por HPV en cuello uterino

PROCEDIMIENTO		DESCRIPCIÓN
Escisión Se extrae el tejido de células anormales con un bisturí o un láser (permite enviar una muestra al laboratorio para analizarla – Biopsia)	**LETZ / LEEP** Procedimiento de escisión electroquirúrgica, para las células anormales del Cuello uterino	Extirpa el área del cuello uterino con lesión, usando cables en forma de asa que se calientan eléctricamente.
	Conización	Procedimiento en el que se extraen trozos de tejido en forma de cono mediante el uso de un bisturí, un láser o el procedimiento LEEP.

Ablativos Las células anormales se vaporizan o destruyen sin extraer parte del tejido.	**Electrocauterización**	Es la abrasión (con calor) controlada para destruir las células anormales del cuello uterino.
	Crioterapia	Tiene como objetivo congelar el tejido en donde se encuentra la lesión (no debe ser muy extensa), a través de un dispositivo que libera óxido nitroso o dióxido de carbono.

Fuente: Tomado de: (Ministerio de Salud y Protección Social, 2017)

Las neoplasias intraepiteliales cervicales NIC I, rara vez progresan a lesiones de alto grado o a cáncer de cuello uterino. Generalmente estas lesiones no requieren tratamiento inmediato, pero si es necesario asistir a controles médicos periódicos para hacer monitoreo de la progresión o regresión de la lesión. En caso que la lesión precancerosa persista, se realizan los procedimientos ablativos y escisionales según la extensión de la lesión, con el fin de reducir la incidencia y mortalidad del cáncer de cuello uterino invasivo. Una vez aplicados los tratamientos ablativos o escisionales se debe continuar el seguimiento de la lesión con la toma de la citología cérvico-uterina cada 6 meses, y si lo indica el profesional de salud se harán controles periódicos con la colposcopia. (Ministerio de Salud y Protección Social, 2017)

Las neoplasias intra-epiteliales NIC II y III se tratarán, dependiendo de la extensión de la lesión, mediante la extirpación con asa eléctrica, láser o crioterapia. Estas técnicas son muy eficaces si el profesional de la salud puede observar toda la lesión mediante colposcopia y si no existe afectación en el orificio cervical. Se debe continuar el seguimiento con las pruebas de ADN-VPH cada año con el fin de detectar persistencia o progresión de la lesión y continuar con la toma de la citología cada seis meses con el fin de detectar persistencia o progresión de la lesión. (Ministerio de Salud y Protección Social, 2017)

En general, las lesiones precancerosas del cuello uterino en el embarazo pueden ser manejadas como en las no embarazadas. Se realiza un seguimiento para observar la progresión de la lesión, ya que el tratamiento durante el embarazo puede aumentar la probabilidad de complicaciones. Si los resultados de las pruebas de tamizaje son positivas (ASCUS - LEIBG – LEIAG) durante el primer trimestre del embarazo, según criterio del médico ginecólogo, se realizará colposcopia con el fin de prevenir la progresión de la lesión a un cáncer invasivo y reducir la mortalidad sin amenazar la gestación. Se ordenará biopsia si los resultados de la pruebas de tamización reportan una lesión de alto grado. Se realizarán tratamientos según la extensión de la lesión y reportes de la biopsia - colposcopia, buscando disminuir los riesgos para la mujer y el feto, según criterio del médico ginecólogo. (Ministerio de Salud y Protección Social, 2017)

Profilaxis
La vacuna tetravalente (serotipos 6, 11, 16,18) ha sido disponible para su uso en las mujeres en los Estados Unidos desde junio de 2006, la vacuna fue aprobada en noviembre de 2009 por los EE.UU. La seroconversión es del 97% al mes después de la aplicación de la vacuna. Después de 7 meses, una disminución gradual en HPV 6, 11, 16, 18, y a los 36 meses 88,9%. La vacuna ha sido casi el 100% de efectiva en la prevención de las lesiones precancerosas (NIC 2 y NIC 3). La vacuna bivalente, contra los serotipos 16 y 18, alcanza una seroconversión del 97.9%, y está aprobada para su uso en niñas y mujeres entre 10-25 años de edad y se administra en una serie de tres vacunas (0, 2 y 6 meses). (Secretaria de Salud-México, 2013)

1.Secretaria de Salud-México. (2013). Tratamiento del Condiloma Acuminado en mujeres en edad reproductiva en los tres niveles de atención. México, 1-7.

2.Agency for Health Care Policy Research. (1998). Evidence report: evaluation of cervical cytology. Rockville: AHCPR.

3.American Cancer Society. (19 de Febrero de 2019). El VPH y las pruebas del VPH. Obtenido de El VPH y las pruebas del VPH: https://www.cancer.org/es/cancer/causas-del-cancer/agentes-infecciosos/vph/vph-y-pruebas-para-vph.html

4.American College of Obstetricians and Gynecologists. (2016). Cervical Cancer Screening and Prevention. Obstetric Gynecology. Practice Bulletin No. 168, 111-130.

5.Andía D., C. M. (2018). AEPCC-Guía: Colposcopia. Estándares de Calidad. Recuperado el 08 de Julio de 2020, de http://www.aepcc.org/wp-content/uploads/2019/01/AEPCC_revista10-colposcopia-web.pdf

6.Asociación Española de Pediatría. (Agosto de 2018). Virus del Papiloma Humano. Obtenido de https://vacunasaep.org/profesionales/enfermedades/virus-del-papiloma-humano

7.Bishop JW, M. C. (2000). New technologies in ginecologic cytology. J Reprod Med, 701-719.

8.Castellsagué X, I. T. (2012). CLEOPATRE Spain Study Group. Prevalence and genotype distribution of human papillomavirus infection of the cervix in Spain: the CLEOPATRE study. J Med Virol, 947-956.

9.Centers for Disease Control and Prevention. (Agosto de 2007). CDC. Obtenido de https://www.minsalud.gov.co/salud/Documents/observatorio_vih/documentos/literatura_interes/Virus%20del%20papiloma%20humano.pdf

10.F. Xavier Bosch, Y.-L. Q. (2006). The epidemiology of human papillomavirusinfection and its association with cervical cancer. International Journal of Gynecology and Obstetrics, 1-14.

11.Gerardo Santos-López, L. M.-D.-L.-R. (2015). Aspectos generales de la estructura, la clasificación y la replicación del virus del papiloma humano. Rev Med Inst Mex Seguro Soc, 1-6.

12.González-Merlo J, P.-T. L. (1991). Lesiones premalignas del cérvix. Neoplasia cervical intraepitelial. Barcelona: Salvat.

13.J. González-Merlo, E. G. (2014). Ginecología. Madrid-España: Elsevier Masson.

14.Lauri E. Markowit, E. F. (2014). Human Papillomavirus Vaccination: Recommendations of the Advisory Committee on Immunization Practices (ACIP). Centers for Disease Control and Prevention, 1-36.

15.López, G. (2008). Infección por virus del papiloma humano. Revista Fac Med UNAM VOL.51, 1-2.

16.Manual CTO. (2018). Ginecología y Obstetricia. En Ginecología y Obstetricia (págs. 1-20). Madrid: CTO EDITORIAL, S.L.

17.Ministerio de Salud y Protección Social. (2017). Guía de Práctica Clínica para la detección y manejo de lesiones precancerosas de cuello uterino. Guía para pacientes y cuidadores.Colombia, 1-30.

18.Miryam Puerto de Amaya, P. M.-A. (2015). Citología Convencional y en base líquida en muestra compartida de tomas cervicouterinas. Repertorio de Medicina y Cirugía, 1-6.

19.National Cancer Institute. (2017). Significado de los cambios en el cuello uterino. Guía para la salud de la mujer. U.S. DEPARTMENT OF HEALTH AND HUMAN SERVICES, 1-20.

20.Ramón Silva, D. L. (2013). Diagnóstico de la infección por virus papiloma humano en el hombre. Revista Chilena de Infectología, 186-192.

21.Salud-México, S. d. (2008). Prevención y detección oportuna del cáncer cérvico uterino en el primer nivel de atención. México, 2-40.

22.San José Llongueras, G. G. (2006). Virus del papiloma humano y cáncer:epidemiología y prevención. Sociedad Española de Epidemiología, 16.

23.Sanfilippo AM, B. V.-S. (2003). Common pediatric and adolescent skin conditions. J. Pediatric Adolescent Gynecology, 269-283.

24.Santiago López, L. M. (2012). Evaluación de la expresión de las proteínas CK 17, p63 y anexina ll en líneas celulares,cultivos enriquecidos de CSC y muestras de pacientes de CaCu, por citometría de flujo. Obtenido de https://www.zaragoza.unam.mx/wp-content/Portal2015/Licenciaturas/biologia/tesis/tesis_Luz_Maria_Santiago_Lopez.pdf

25.Saslow D, S. D. (2012). American Cancer Society, American Society for Colposcopy and Cervical Pathology and American Society for Clinical Pathology screening guidelines for the prevention and early detection of cervical cancer. Am J Clin Pathol, 516-542.